不明の腰痛は自律神経が9割

順天堂大学医学部教授
小林弘幸
Hiroyuki Kobayashi

日本文芸社

はじめに

「なんだか腰が痛くて、なかなか治らない……」

そんな人が最近増えているのではないでしょうか。

特にぶつけたりひねったわけでもないのに、ある日突然発症してなかなか治らない、という方も多いと思います。

実はかつて私もその1人でした。

なんだか腰が痛いと思って病院で診てもらうも、特に異常があるわけではありません。

原因が不明のまま、腰痛を抱えて毎日を過ごすことは、それだけで非常にストレスです。

なんとか解消しようとマッサージや治療など色々な民間療法も試してみましたが、「効いた！」と思って良くなっても、なぜかまたぶり返すということが続きました。

また、家にいるときなどは一度痛みが気になり始めるとずっと気になってしまい、腰のことばかり考えたものです。

しかし、あるとき、このなかなか治らない腰痛の原因は骨や筋肉だけではなく、また別にあるのではないかという、ある可能性に気づきました。

そして、それは『自律神経』からくるものだと確信したのです。

また、腰痛の85％以上は病院で調べても原因がわからないと言われており、それらの人のおよそ9割は、自律神経からきているのではないかと思っています。

その後、私自身も無事に腰痛を解消できました。

本書を手に取って頂いたということは、みなさんは、長引く腰痛に悩んで、病院で検査をしても原因がよくわからず、途方に暮れているのではないでしょうか？

今まで私は自律神経に関する多くの著書を出してきましたが、今回は中でも現代病とも言われる腰痛に特化した1冊になります。

現代において腰痛に悩む人は3000万人を超えるという国民病に。

しかし、それほどに悩む人が多いにもかかわらず、特効薬のようなものは生まれていません。

外傷ではない理由のわからない腰痛は、一度良くなっても何かのきっかけで再発してしまうこともあります。

しかし本書で、今までわからなかった痛みの真の原因を知れば、長年悩んでいた慢性的な腰痛が治ったり、再発しても対処がしやすくなるかもしれません。
読み進めると、改善するための行動は「なんだそんな簡単なことか……」と思うかもしれません。しかし、その習慣をつけることが何より大切なのです。
原因不明の腰痛は対処法を知れば必ず解消できます。
本書をきっかけに、悩みの種である長引く腰痛を取り除き、ストレスフリーな生活を手に入れましょう！

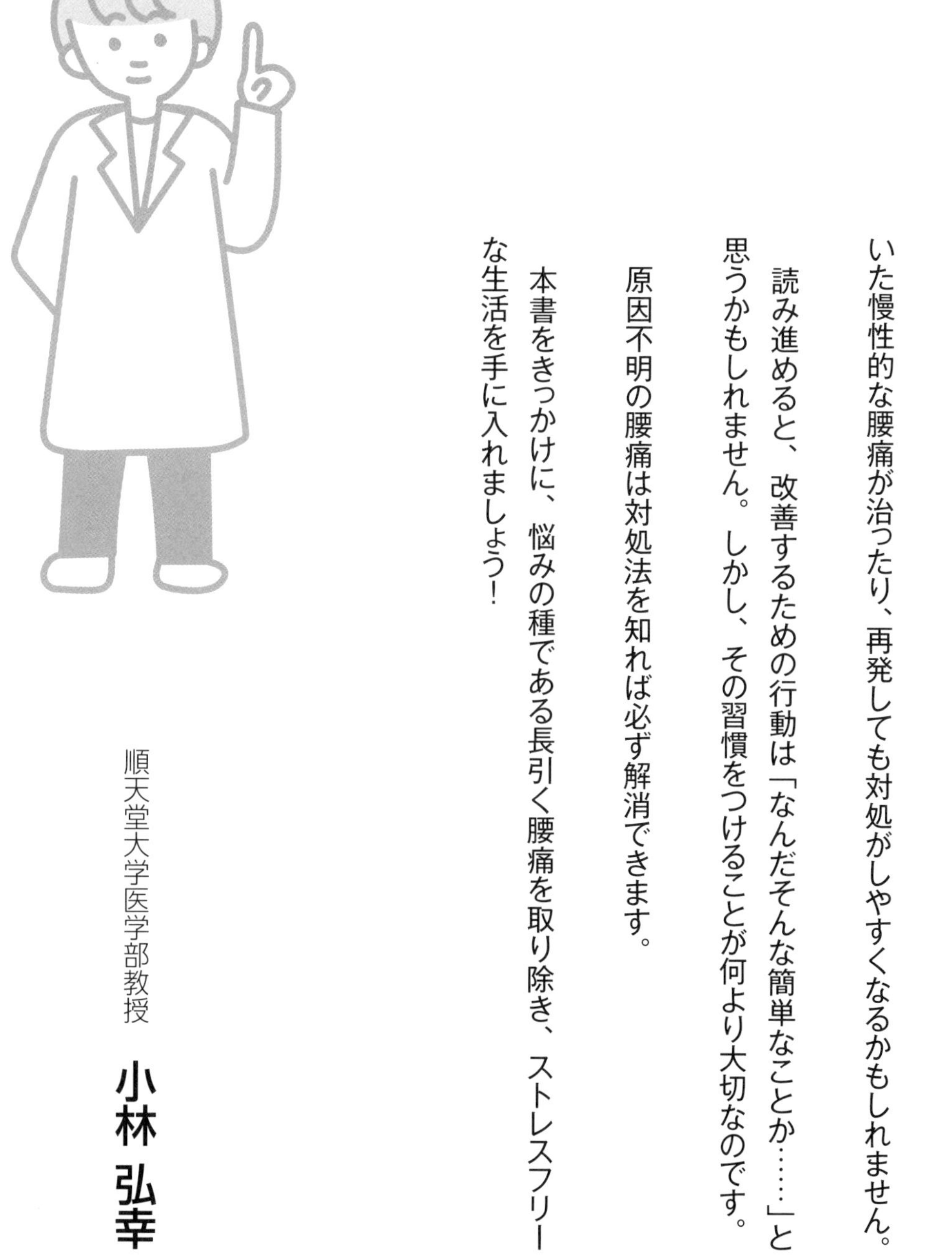

順天堂大学医学部教授
小林 弘幸

2 はじめに

第1章　原因不明の腰痛の正体

12 病院に行っても解決しない謎の腰痛の原因とは!?
14 原因不明の腰痛　あなたの痛みのタイプは?
16 自律神経が乱れるってどういうこと?
18 腰痛に悩む人は3000万人以上!
20 心が痛みを引き起こす『心因性腰痛（しんいんせいようつう）』
22 心因性腰痛は若くても起こる
24 ストレスと腰痛の意外な関係
26 あなたの自律神経の状態は?腰痛以外の不調チェックシート
28 集中していると腰痛を感じない理由
30 うつ・パニック・自律神経失調症の違いとは?

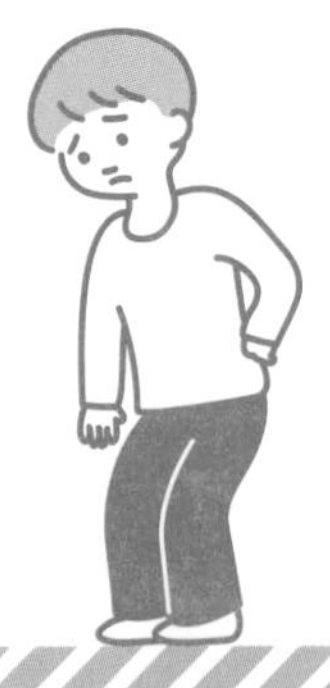

腰痛になるさまざまな落とし穴を知ろう 32
「腰　違和感」「腰痛　ガン」等…　インターネット検索が痛みを倍増させる 34
長引く腰痛＝ガンというネット情報や自己診断が間違っている理由 36
お酒好きが不安になる、腰痛＝すい炎というネットの通説 38
あなたのストレス耐性はどのぐらい？ 40
心因性腰痛は現代病？ 42
腰を意識する朝はなぜ痛むのか？ 44
急性腰痛と慢性腰痛の見分け方 46
在宅勤務でメリハリ不足に 48
ネットの腰痛体操動画はやってもOK？ 50
マッサージや整体に行っても翌日には腰痛が復活するのはなんで？ 52
心因性腰痛に悩むとお金がかかる 54
【column】スマホで自分の自律神経の状態をチェックしてみよう 56

第2章　原因不明の腰痛が改善する最強の方法 -メンタル編-

58　原因は『ストレス』だと意識を切り替える
60　腰痛を意識しなくなることが重要
62　検査をすると腰痛が消えるのはなぜか
64　過剰な湿布やコルセット、サプリは不要
66　効能よりも『気持ち』が有効
68　仕事？家庭？ストレスの原因を考える
70　好きなことをするマジックタイムを作ろう
72　腰痛のない人は人間関係の断捨離上手
74　体の状態から見る自律神経4タイプ
76　【column】コロナ後遺症と自律神経

第3章　原因不明の腰痛が改善する最強の方法 -行動編-

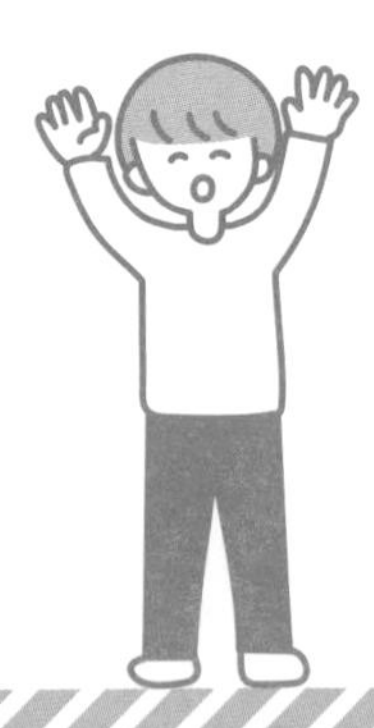

規則正しい生活が自律神経を整えるカギ　78
今より30分前に起床しよう　80
体がよみがえる『水のチカラ』　82
自律神経が整うストレッチとスクワット　84
39～40℃のお湯でリラックス　86
質の高い睡眠がとれる夜の過ごし方　88
心の不調は腸に現れる　90
○○で腸の状態がすぐわかる！　92
腸をもんで自律神経を整える　94
腸内環境を整える朝昼晩の食事術　96
自律神経が整う炭水化物のとり方　98
夕食は就寝の3時間前！21時を目安に　100
健康効果が高い魔法の飲み物　102
ネットニュースやSNSはほどほどに　104

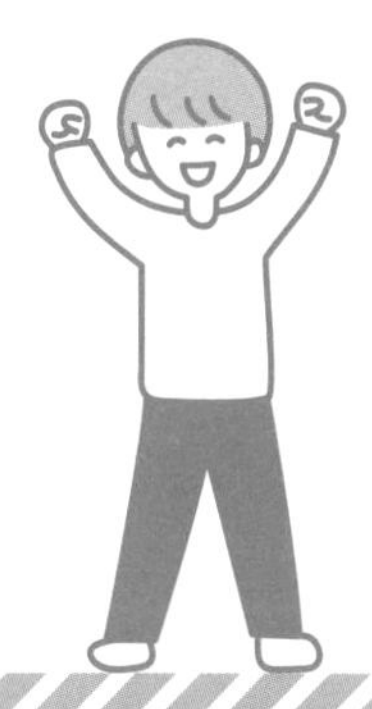

106 汗ばむ程度の運動は自律神経に◎
108 呼吸で簡単にストレスを取り除く
110 過呼吸やパニックが落ち着く『タッピング法』
112 【column】自律神経からくる不調に似た症状の病気

第4章 心因性腰痛以外の腰痛の知識

114 心因性腰痛以外の腰痛の原因
116 痛みが長引く場合は病院での検査も重要
118 立てないほどの激痛を感じたらすぐに病院へ
120 椎間板（ついかんばん）ヘルニアと脊柱管狭窄症（せきちゅうかんきょうさくしょう）
122 前屈障害型腰痛と後屈障害型腰痛
124 ガンで腰痛になる理由
126 おわりに

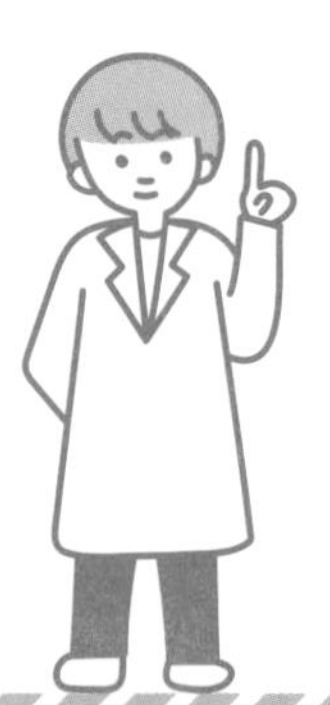

※本書で紹介している内容は、個人の腰痛の原因を診断したり裏付けるものではありません。
痛みがある場合は、まずはかかりつけ医などに必ずご相談下さい。

第1章

原因不明の
腰痛の正体

病院に行っても解決しない 謎の腰痛の原因とは!?

腰痛のきっかけは○○神経にあり

ある日突然、腰に痛みが走り、触ると気になる。腰を痛めるような運動や作業をしたわけではないけど……。そんな加齢や外傷とは異なる、原因不明の腰痛が非常に増えています。こういった症状は、病院で検査をしても、原因が判明しないことが多く、マッサージや整体、針などの施術をしても一時的な改善にしか繋がりません。病院では痛み止めと筋弛緩薬だけを処方され、高いマッサージ代だけが積み上がっていく。そんなふうに、痛みの原因を知らないまま、なんとなく対処した気持ちになっている人が意外と多くいます。

しかし、**そんな原因不明の腰痛に悩む人には、ある共通点がありました。それは、人間関係で大きなストレスを抱えていたり、生活習慣が乱れていること。**そう、ストレスや不摂生などで、「自律神経」が乱れたことによるものだったのです。

精神的ダメージは、ストレスとなって自律神経のバランスを崩し、その結果、長引く慢性的な腰痛が発生している可能性があります。

他にも、頭痛、肩こり、動悸、便秘、冷え性など、日々の生活で体調不良を感じませんか？　それらのトラブルも腰痛同よう、自律神経の乱れからくるものです。本書を読んで実践すれば、あなたを困らせる腰痛トラブルだけでなく、多くの体調不良も解消できます。さあ、腰痛の元になる自律神経を今こそ整えましょう！

病院に行ってもなぜか治らない腰痛の理由

実は腰痛に悩み、その原因を探す迷える人は非常に多くいます。というのも外傷や加齢による腰痛であれば原因特定が可能ですが、検査をしても特定できない謎の腰痛の患者が非常に多いのです。その割合はなんと85%といわれています。

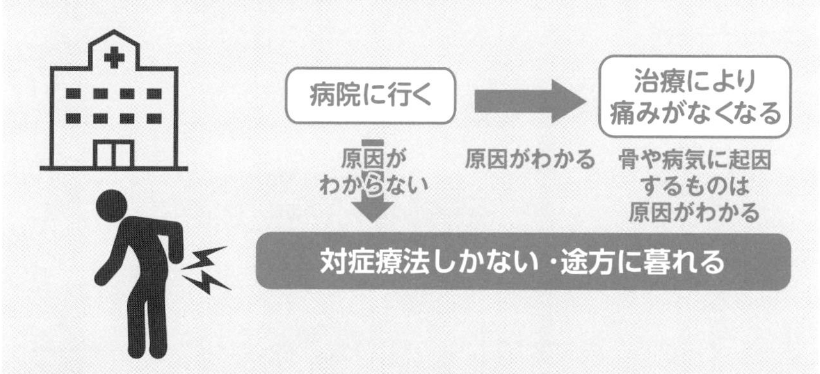

あなたの不調の原因は自律神経にあり

自律神経の乱れは体と心に段々とダメージを与えます。謎の腰痛をはじめとする体的な不調では、頭痛、肩こり、便秘、冷え性などが現れることも。心の不調ではやる気が出なかったり、不眠、不安感、イライラなどが生じ、さまざまな病気や体調不良を生むことになります。

自律神経が乱れると‥
原因不明の腰痛
原因不明の体調不良
原因不明のイライラ

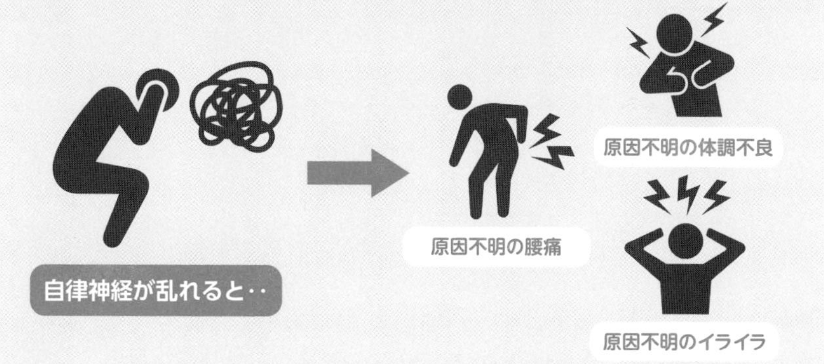

原因不明の腰痛　あなたの痛みのタイプは?

腰の痛みといっても人それぞれ。痛みによって対処方法は大きく異なります。まずは自分の腰痛がどういったタイプなのか下記の診断で確認してみましょう。

上: YES　下: NO　と進んでください。

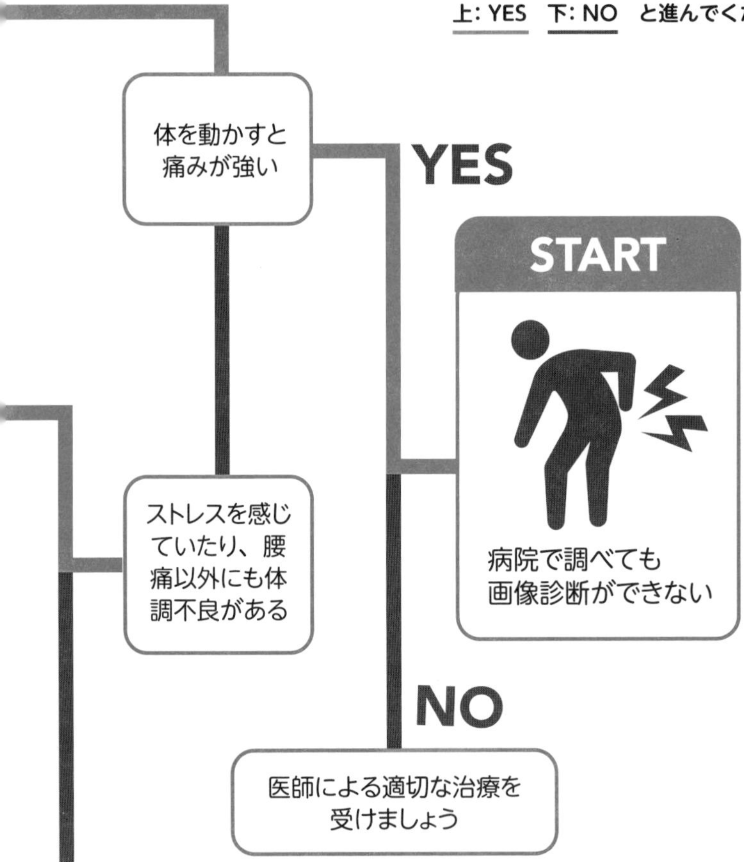

START

病院で調べても画像診断ができない

YES

体を動かすと痛みが強い

ストレスを感じていたり、腰痛以外にも体調不良がある

NO

医師による適切な治療を受けましょう

【画像診断ができる腰痛】

腰痛は主に画像診断ができるものとできないものに分かれます。ガン、脊柱管狭窄症(せきちゅうかんきょうさくしょう)、椎間板(ついかんばん)ヘルニア、圧迫骨折や脊椎の化膿などは画像診断が可能です。ひどい痛みだったり、悪化していくような場合はすぐに医療機関を受診しましょう。

急性腰痛

ぎっくり腰ともよばれる椎間捻挫の総称です。前屈みになったり、重い物を持ったり、骨格の歪みから発症。大体1週間ほど度で痛みが緩和。痛みが発生した瞬間は動けないほどの激痛になるため、発生後は安静にする必要あります。

慢性腰痛

発生から3ヶ月以上経過したものを慢性腰痛と呼びます。怪我由来でない場合は心因性腰痛の可能性が高いです。下の項目をチェックしてみてください。

この1か月で腰痛のきっかけとなる出来事があった

原因不明の腰痛の9割がこれの可能性アリ

心因性腰痛（しんいんせいようつう）

自律神経に起因する腰痛。症状が長く続き、意識すると痛みが強くなったり、ストレスと密接に関わりがあり、腰痛以外にも不眠、呼吸が浅くなる、動悸などの症状が現れることも。本書を読み自律神経を整えて改善を目指しましょう。

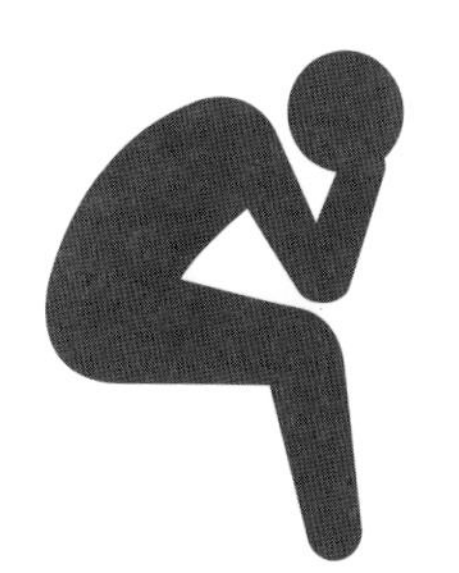

自律神経が乱れると…

筋肉疲労などの腰痛

加齢などで背中やお腹の筋肉が衰えてしまっていると、少し動かしただけでも筋肉痛になったりする場合があります。適度な運動なども心がけましょう。

※編集部調べ

自律神経が乱れるってどういうこと？

自分でコントロールできない神経

さまざまな不調を引き起こす「自律神経」とは一体どんなものなのでしょうか。

そもそも**神経には、脳から脊髄へ繋がり、全身に指令を送る神経系統の中心的存在である「中枢神経」と、中枢神経から体の隅々まで網目のように張り巡らされて指令を伝達する「末梢神経」の2種類があります。**さらに末梢神経は、自分の意思でコントロールできる「体性神経（運動神経など）」と、自分の意思でコントロールできない「自律神経」の2つに分かれます。

さらに**自律神経は、「交感神経」と「副交感神経」に分かれていて、人間が意識することなく行われる呼吸や、寒暖に合わせた体温調節、入眠への動きなどを担当しています。**交感神経が優位になると、呼吸や心拍数が速くなり、仕事や運動などの活動に適した状態になります。逆に副交感神経が優位の場合はリラックスモードになり、休んだり寝るのに最適な状態になります。これらはアクセルとブレーキのような関係で、毎日自然と切り替えられるものですが、仕事や人間関係などでメンタルにストレスを抱えると、切り替えが難しくなってバランスが取れなくなります。

こうした自律神経のバランスが崩れた状態が腰痛や体調不良を生む原因だと考えられています。

2章や3章では自律神経を整える方法を紹介していますので、ぜひ実践してみてください。

知っておきたい「神経」の構造

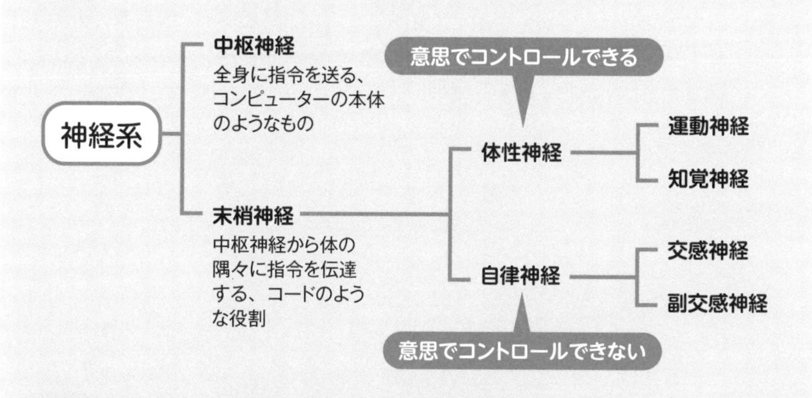

交感神経と副交感神経を比較

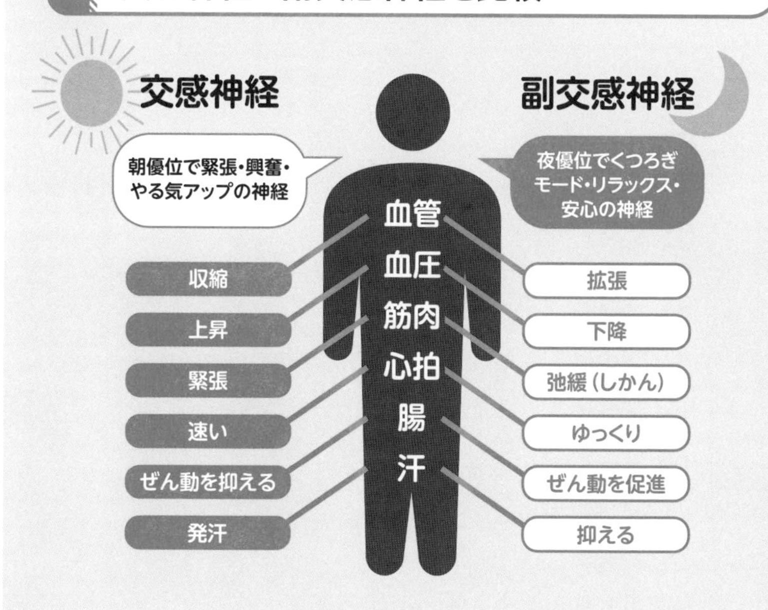

腰痛に悩む人は3000万人以上！

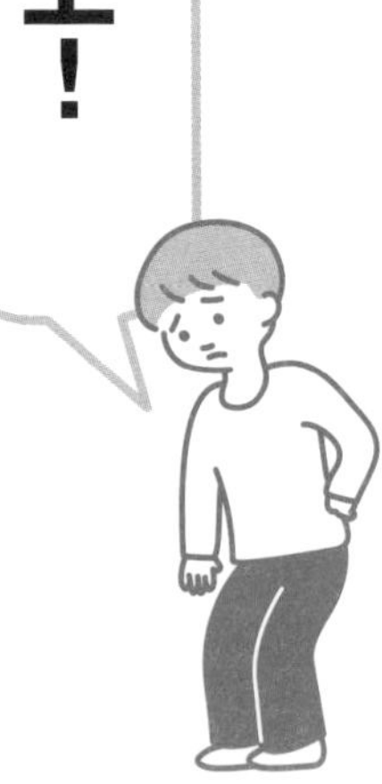

4人に1人は腰痛患者

腰痛は、日本が抱える国民病といわれることも。厚生労働省のまとめた国民生活基礎調査においては、**国民10人に1人以上が腰痛になっているという調査結果に。東京大学の調査では、それよりももっと多い4人に1人が腰痛に悩んでいるというデータが出ています。人口に換算すれば3000万人以上の人が腰痛に悩んでいます。**ただ一言で腰痛といっても色々な痛みがあります。鎮痛剤を飲んでも立ち上がれないような腰痛から、忙しいときには痛みが消える腰痛まで。そうした腰の痛み全てをまとめて『腰痛』と呼んでいます。

事故や先天的なことが原因だと防ぎようはありませんが、その人数や社会的な影響の規模は莫大で、腰痛に伴う経済的な損失は3兆円を超えると試算されています。

そんなに多くの人がお金をかけてしまう背景には、腰痛は特効薬もなく、約8割が原因不明と言われるため、あらゆる方法をひとつひとつ試してみるしかない、という状況があるのではないでしょうか。整体などの体への施術だけでなくサプリや漢方などにもお金がかかります。もしも、そういった状態があまり長く続いたために、腰痛は治せない病気だから放置してもいいと思ってしまっていたら不幸です。腰痛の多くは治療できる病気であることをまずは知り、正しい治療を実践してもらうことが大事です。

4人に1人が腰痛持ち＝3000万人も!

一時的な腰痛を抱える層を含めると非常に多い…

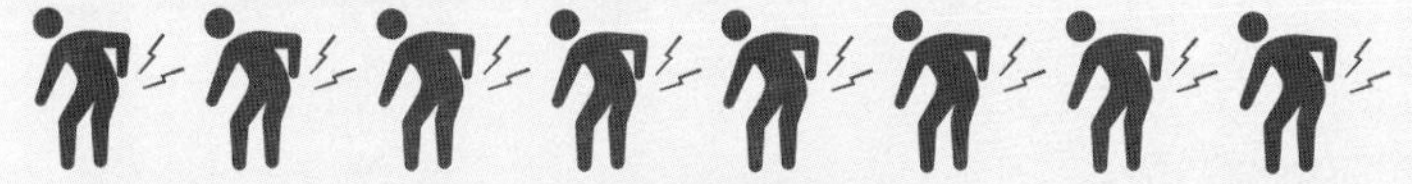

…3000万人

まさに"日本の国民病"とも言える腰痛

腰痛に伴う社会的損失
なんと3兆円以上!

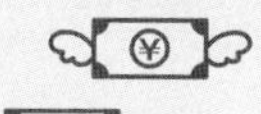

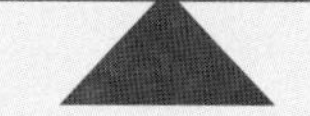

お金もかかるし、精神・肉体面に悪影響が…。

腰痛は精神的にも金銭的にも大ダメージ

精神・肉体面

・腰痛によるストレス
・仕事の効率低下
・睡眠不足 ・腹痛
・肌荒れ ・下痢 ・うつ
⋮

金銭面

・手術代 20～50万円
・マッサージ 3,000～5,000円
・サプリ 2,000円
・コルセット 5,000円
・クッション 5,000円
⋮

オカネガ、
カカルブー

心が痛みを引き起こす『心因性腰痛（しんいんせいようつう）』

心配事やストレスが溜まることが多いと自律神経の交感神経が優位な状態になり、いわゆる動物の臨戦態勢のような緊張状態になります。夜になれば副交感神経が優位になるところ、ずっとその状態でいるために筋肉がこわばり、腰回りの毛細血管が収縮したままに。そんな長時間の血行不良は、あるタイミングで腰に痛みを生み出します。その結果、検査ではわからない『原因不明の腰痛』として現れると考えられます。そして、**こういったストレスや自律神経の乱れによって生まれる腰痛を『心因性腰痛』と呼びます。**

心因性腰痛はメンタルと密接に関係があるため、対処療法的なマッサージや湿布などの治療行為ではなかなか改善せず、悩む人も多い腰痛です。

悩みごとがなくなると腰痛が消える？

腰痛に悩む人が病院に行った際によくあるのが、1ヶ月以上腰痛が続いて大きな病気ではないかと心配になって検査をしてみたところ、特に『異常なし』。少し安心していたら、なぜかはわからないけどあまり痛みを感じなくなった、というような例。

そのほかにも**「上司が代わってストレスがなくなり腰痛が引いた」「家族のトラブルがなくなり痛みがなくなった」というように腰痛と直接因果関係がなさそうなことが解決するだけで、それをきっかけになぜか腰痛がなくなるという事例が実は多くあります。**

心因性腰痛になるきっかけは色々存在する

なくて七癖という言葉があるように、ストレスを感じていなくても突然にやってくる体の不調。もしかしたら向き合っていないだけで、あなたの脳はモヤモヤすることに悩んでいるのかもしれません。

ストレスが交感神経に作用し痛みを生む

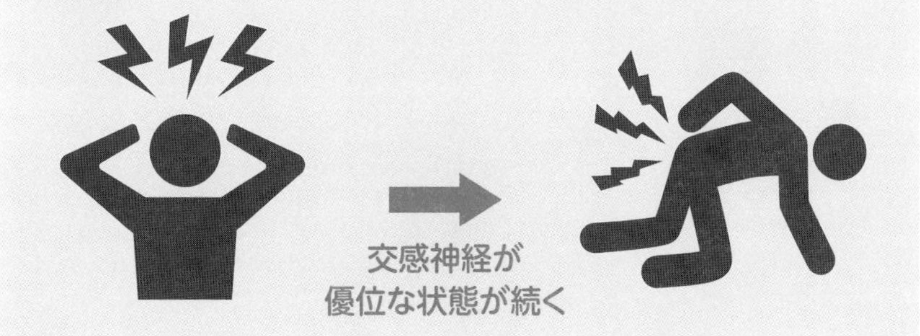

心のモヤモヤやストレスは、自律神経に影響を与えます。肩こりや胃痛、肌荒れなどを引き起こすことも。自律神経が乱れやすくなるとさまざまな症状が頻発します。

心因性腰痛は若くても起こる

悩みごとが無くなると腰痛が消える？

腰痛には、骨や筋肉、内臓などの不調による『画像診断ができる腰痛』と心因性腰痛を含む原因不明の『画像診断が難しい腰痛』の2つがあります。目で見える明らかな異常であれば、その原因を治療してとりさったり緩和することで腰痛は改善します。**しかし、自律神経の乱れからくる腰痛などに対して体の不具合からくる腰痛のための治療をしても、ほとんど効果は見込めません。むしろ過度な体操などは腰を痛めてしまう可能性もあります。**

そんな自律神経の乱れによる腰痛は、外傷や疾患の腰痛と違い、原因があまりよくわかっていません。しかし、心の余裕のなさや生活状況の変化、色々なストレスにより腰痛が発生し、その痛みが増す場合もあります。自律神経の乱れが血管に影響を与えて血行不良を招き、腰痛が発生しているのかもしれません。原因不明の腰痛でも、ちょっとした可能性が見えてくるだけで、「何をしても治らない」という不安を減らすことができます。

通常、加齢による骨の変形などの腰痛は30代や40代では起きません。しかし**男性は30代、女性は40代から副交感神経の働きが低下し、交感神経が優位な状態になりやすくなります**。疲れが抜けずに不調を感じるようになりがちなので、少しでも自分に当てはまるのであれば、心因性腰痛に対して自律神経を整えて対処していきましょう。

腰痛は2種類存在する

体の不具合による腰痛

【原因】
運動による捻挫
重い物を持つことによる痛み
骨の変形
長時間硬い椅子に座った
固いものにぶつけた
…etc

【症状】
腰が痛くなる

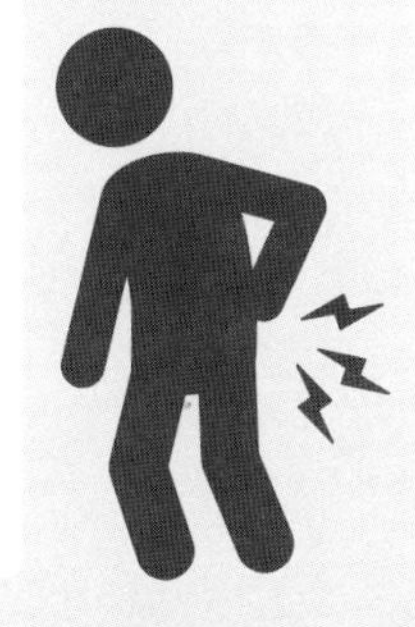

自律神経の乱れによる腰痛

【原因】
上司や親に叱られた
貯金がほとんどない
将来を考えると不安だ
また腰痛が出ないか不安だ
仕事のやる気が出ない
…etc

【症状】
腰が痛くなる

同じ腰の痛みでも原因は別物！

自律神経は加齢で乱れやすくなる

歳をとって人生経験を積み重ねて精神的に強くなったとしても、弱くなるのが自律神経。男性では30代、女性は40代から副交感神経の働きが落ちて交感神経が優位な状態になり、疲れも抜けにくくなります。若い頃は無理できても、同じようにバランスを取ることが難しくなってしまいます。

若い頃と同じではない

メンタルの強さと自律神経の強さは別物。
腰痛がある人は自分のストレスを知ろう

ストレスと腰痛の意外な関係

きっかけは小さくても大きな痛みに

99%の人間は大小さまざまな心配事を抱えています。無いと断言する人もいるかもしれませんが、日常で起こる嫌なことや悲しいことも同じストレスです。自律神経が整っている人は、そうした心配事があってもシーソーのようにバランスを取ってコントロールします。しかし、**心配が長引いたり、極度にストレスがかかると自律神経が乱れ、血管をはじめとする内臓器官に悪影響が出てきます**。結果、交感神経が優位な状態が続いて腰痛が発症します。もし心配事を抱えているのであれば、まずは解決することが一番の治療方法です。

さて、この心因性腰痛の難しいところは**「原因不明の腰痛を気にし続けることが、長引く原因になっている」**ということでしょう。痛みについて考えるほどに不安になって交感神経が優位になり、夜眠れなくなったり朝起きるのが難しくなります。もし、心配事やストレスがすぐには解決できないことならば、夜は寝る前に読書をしてみるなど、強制的に何かに没頭できる行動を組みこんでみましょう。無心で好きなことをできる癖がつけば、一瞬だけでも腰痛のことを考えない習慣がつきます。その結果、意識が痛みではなく楽しいことや新しいことに向けられるため、副交感神経が優位に。いつのまにか腰痛の存在を忘れてしまっているかもしれません。まずは一日中、腰のことを考える生活をやめてみることから始めてみましょう。

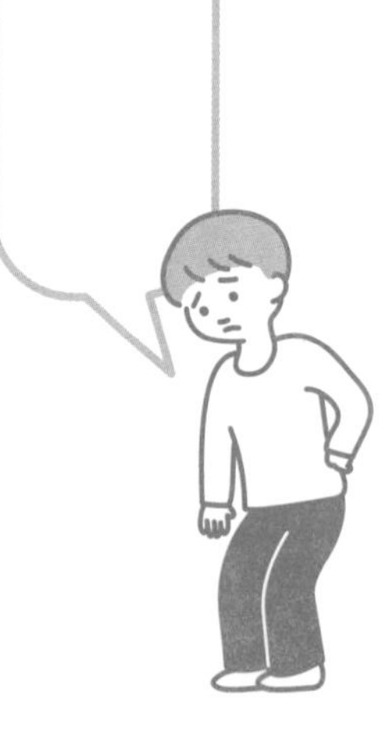

ストレスは自然に解消されるものではない

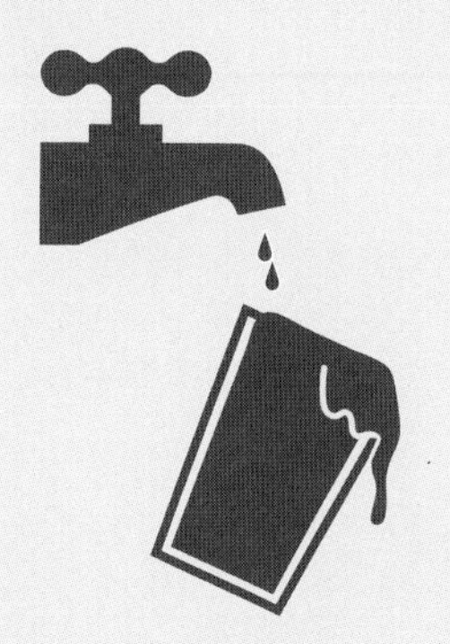

ストレスは毎日蛇口から
ポタポタと流れる水のようなもの

コップからストレスという水があふれたとき、痛みという形で解放されます。まずは、ストレスは自然に消滅するものではないということを知りましょう。

腰痛はそろそろストレスがキツイという脳からのアラート

腰痛は脳が自律神経に発するSOS

心因性腰痛は、ストレスの黄色信号（赤信号の場合もあり）です。自分では知らず知らずのうちに溜めたストレスが痛みという形で発信されています。しかも、ストレスが溜まると何度でも腰痛やその他の症状が現れ続けます。痛みを我慢したり、後回しにしないで、アラートだと受け止め改善していきましょう。

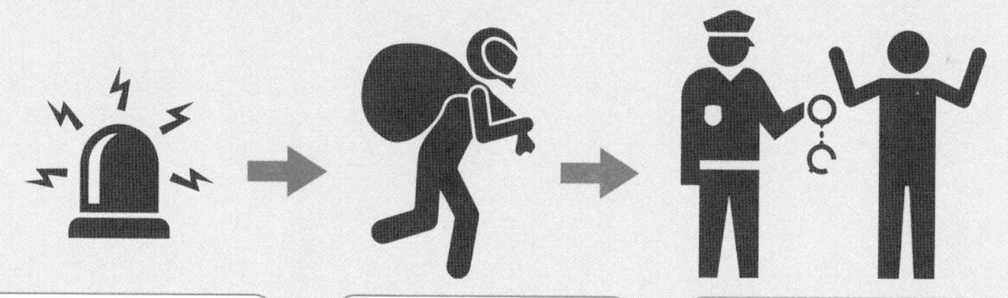

ストレスによる
自律神経のアラート

痛み止めや湿布では腰痛が再発することも

痛みのケアではなく根本のストレスを取り除く必要がある

あなたの自律神経の状態は？腰痛以外の不調チェックシート

自分の状態を知ることが大切

心の問題は、心因性腰痛をはじめ自律神経による不調に対してダイレクトに影響があるため、今の自分の状態を確認して心理的な問題があれば改善することが大事です。**次ページでは心因性腰痛に関連がある自律神経を「フィジカル」と「メンタル」の両面から確認できます。**チェックが多くなるほど、今の自律神経が乱れていると言えます。まずは自分の自律神経がどのほど度乱れているかを確認し、現状を把握することが大切です。

この本を手に取った方は、とにかく腰痛を治したい、マッサージや病院に通ったけれども治らなかったという方が多いと思います。しかし、そういった方に話を聞くと**腰痛以外にも深く眠れないとか、職場環境のプレッシャーでお腹の調子が悪いなど、別の不調サインが出ていることがあります。**その多くは交感神経と副交感神経のバランスが崩れることによって引き起こされています。そのため忙しい仕事が落ち着いたり、職場が変わっただけでアンバランスだった自律神経が整うこともあります。

このチェックは腰痛が改善したり、逆に前より気になった際に、その都度確認してみるのもオススメです。自律神経は、自分自身で整えようと意識して生活を少し改善するだけで大きく変化します。自分の自律神経の状態を確認して、整える習慣をつけていきましょう。

あなたの自律神経の状態は?
腰痛以外の不調チェックシート

自律神経の乱れは、顔色やメンタル状態だけで簡単には判別しにくく人それぞれで症状が異なります。今回、フィジカルとメンタル合わせて18項目でチェックする方法をご紹介します。チェックした数が多いほど、自律神経の乱れが激しいので注意してください。

フィジカル編

- □ 病院で調べても不調の明確な原因がわからない
- □ 不調や違和感が出てから3ヶ月以上経過している
- □ 腰痛以外にもだるさや頭痛など軽微な症状がある
- □ その日によって痛みや不快症状の強弱が変わる
- □ ひどい激痛はない
- □ マッサージ・整体・鍼などで一時的には良くなる、でも次の日には痛くなる
- □ 何かに集中しているときは痛みを感じない
- □ 気になり始めると痛みが強くなる
- □ 食欲不振や下痢が慢性的に続いている

メンタル編

- □ 何かに不安になることが多い
- □ イライラしたり、心が落ち込んだりすることが多い
- □ ストレスに弱くなった
- □ プレッシャーを感じることがあった
- □ 考えすぎたり、くよくよ悩みがちなほうだ
- □ 布団に入ってすぐに眠れないことがある
- □ マイナス思考になってしまう
- □ 朝起きるのがつらい
- □ 昔より感情のコントロールが苦手になった

【3~6個】
チェック数は少ないですが腰に影響が出ている可能性があります。個数が増える前に自律神経を整える行動を。

【7~11個】
非常に自律神経が乱れている状態です。腰の不調以外にも全身の体調悪化が見えています。まずは、チェック数を半分に減らせるように努力していきましょう。

【11~個】
極端に自律神経が乱れている状態です。交感神経と副交感神経の波が完全に乱れているので、中長期的な改善が必要です。自分をもっといたわった行動を心がけましょう。

集中していると腰痛を感じない理由

思い当たる人は心因性腰痛の兆しあり

腰痛の原因はさまざまですが、骨や筋肉が原因の場合は、体を曲げたりすると痛みが出ます。内臓系の場合は常時痛みを感じます。しかし、**「朝のタイミング」「夜落ち着いたとき」など特定のタイミングで痛みが出る人がいます。逆に、集中しているときや楽しいことをしているときは痛みがないと答える人も非常に多いです。**これは、ドーパミンシステムと呼ばれる痛みをコントロールする脳のメカニズムが働いているから。ドーパミンが分泌される間は、脳が痛みを感じるプロセスをシャットアウトしてくれます。

逆に自律神経が乱れているときはドーパミンが上手に分泌できません。仕事などでひどくストレスを感じるときに腰の痛みがハッキリと出る人は、脳内物質の分泌がスムーズにできていない可能性があります。

しかも、その腰の痛みを意識すればするほど痛みは慢性化します。**もし今、慢性的な腰痛を抱えている人は、腰痛のきっかけや初期症状はどうだったかを思いだしてみてください。**自律神経を乱す行動が増えてきていたタイミングかもしれませんよ。一度痛みについて考えるのをやめて、もっともっと楽しいことを考えてみましょう。それだけで頭のリソースはストレスを反復することをやめて、ワクワクすることに集中します。たったそれだけですが腰の痛みは減少するはずです。

集中すると痛みが消えるその理由って？

「痛いの痛いの飛んでいけ」は、飛んでいった痛みに意識を集中させるという効果を期待したおまじない。それと同じで、腰の痛みから他に集中する場所を変えるだけで、痛みの緩和が期待できます。

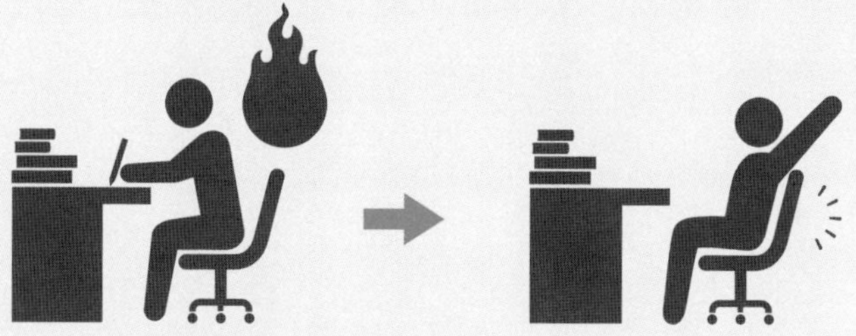

あなたが集中して楽しめることを考えよう

あなたの好きなことや楽しめることを3つ思い浮かべてみてください。それが、過度な運動や、長時間の座りっぱなし作業じゃなければ、腰痛を忘れるいいきっかけになるかも。例えば、ゴルフ。腰を酷使するゴルフなんてもってのほかなんて思われてい流かもしれませんが、打ちっぱなしで軽く振る分には良い気分転換になります。楽しみながら腰の痛みを忘れちゃいましょう。

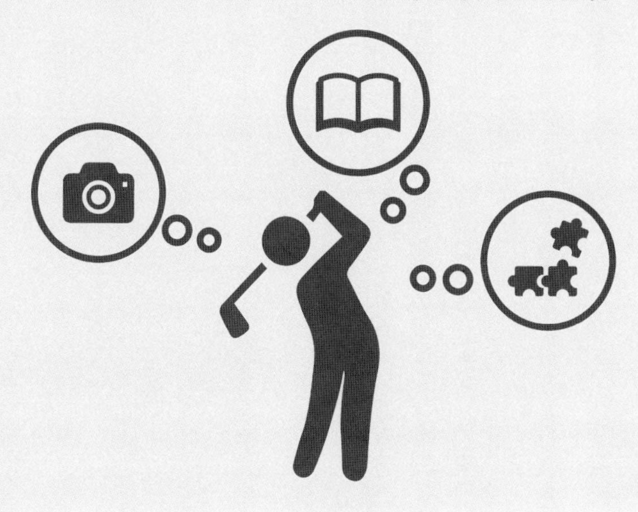

うつ・パニック障害・自律神経失調症の違いとは？

行動的なパフォーマンスが突き抜け過ぎて、副交感神経優位の状態に切り替わるのが難しく、呼吸や脈が乱れてしまいます。閉所や緊張する場面で、突然自分をコントロールできなくなってしまうことも。

【自律神経失調症】は生活習慣やストレスなどにより、交感神経と副交感神経のリズムが崩れ、体調不良（腹痛・下痢・頭痛・動悸・吐き気・めまいなど）などを引き起こす状態。

トータルパワーが慢性的に落ちている状態で、精神的な病気と異なり、余裕がない・環境が悪いなど周りの状況に影響を受けやすく、末梢神経全体に影響が出て、体の痛みなどの制御が効かなくなります。

病名を知るのが治療の第一歩

精神的な原因による体調不良と自律神経からくる不調は一般的には混同されがちです。最終的な診断は病院で行う必要がありますが、それぞれの特徴を簡単にご紹介します。

【うつ】は気分が沈むことが多くなり、自分を追い込んでしまったり、趣味や今まで楽しかったことがつまらなく感じられ、他者との関わりを煩わしく感じることも。精神エネルギーが著しく低下、行動力ややる気が激減します。

【パニック障害】は急な不安感などをきっかけに、呼吸障害や手足の震えや動悸など、自分で制御不能な症状が発生します。交感神経が優位になり、

うつ・パニック障害・自律神経失調症チャート

正式な診断は病院で行う必要があります。あくまで簡易的な診断になりますが、自分がどれに当たるのかその傾向判断のためにチェックしてみましょう。

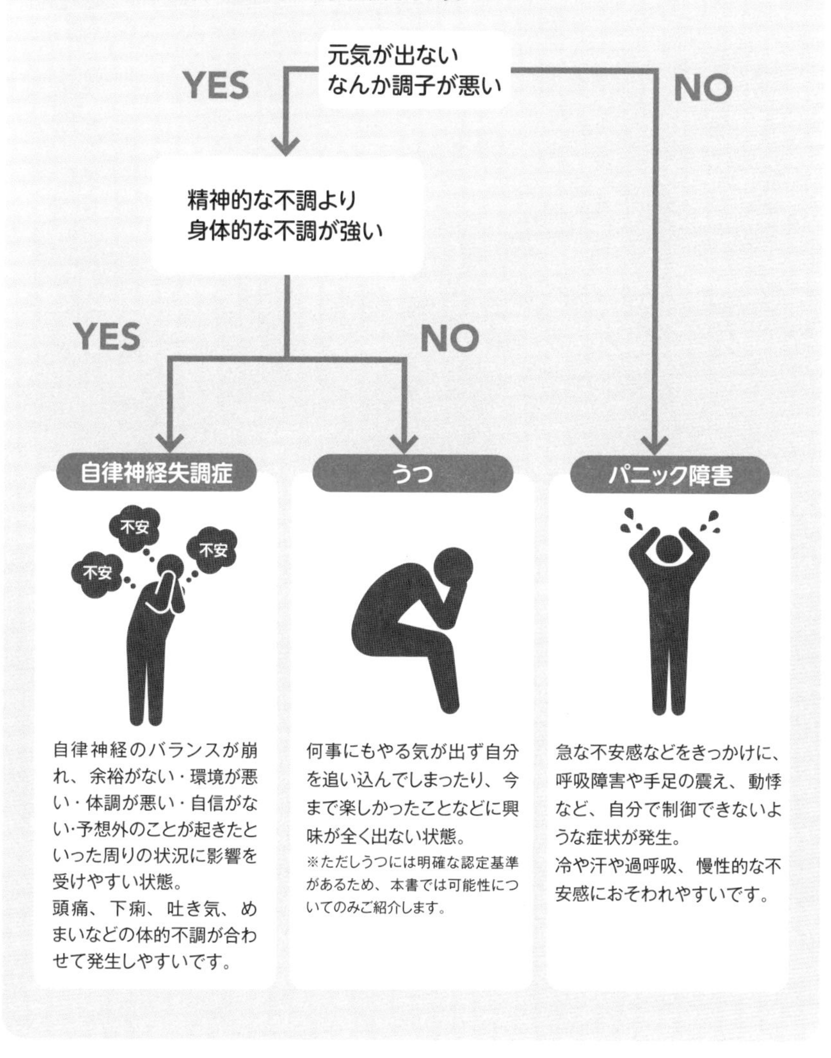

腰痛になるさまざまな落とし穴を知ろう

腰痛になるきっかけはそれぞれ

いわゆる腰痛の種は色々なところに存在します。**自律神経の乱れからくる腰の痛みの場合は、体のリズムを崩す働き方やストレスが大きな要因です。**例えば、無理して仕事をして夜更かしをしてしまう。お客さんからのクレームに一人で対応する。自信をなくす言葉を投げかけられる。そういったことの積み重ねが自身の持つ許容量を超えると、腰痛という危険信号が発信されます。

ちなみに、体の不具合からなる腰痛のきっかけは、大きく分けて2つ存在します。同じ体勢でずっと作業をしたり、無理な動きを繰り返すことによる腰椎（ようつい）の変形などからなる腰痛。もうひとつは、一時的に大きな力がかかった際に発生する、筋肉のねんざからくる腰痛です。重い物を持ち上げた際にぎっくり腰になるのは筋肉の捻挫として一般的です。また、デスクワークや運転など座り作業を繰り返すことで腰椎の変形や血行不良が生じ、腰痛を誘発します。他にも、腰が冷えてしまったり肥満なども×。たとえ若いうちは無理できたとしても、体にストレスをかけるのは控えましょう。

そして自律神経が乱れたときに体にプレッシャーを与えると、普段何もない箇所に痛みが生まれることもあります。ただ、**腰をいたわりすぎて全く運動しないのも絶対にNG。**適度に運動することで血流が良くなり、自律神経の働きも大きく変化します。

意外に多い腰痛の落とし穴

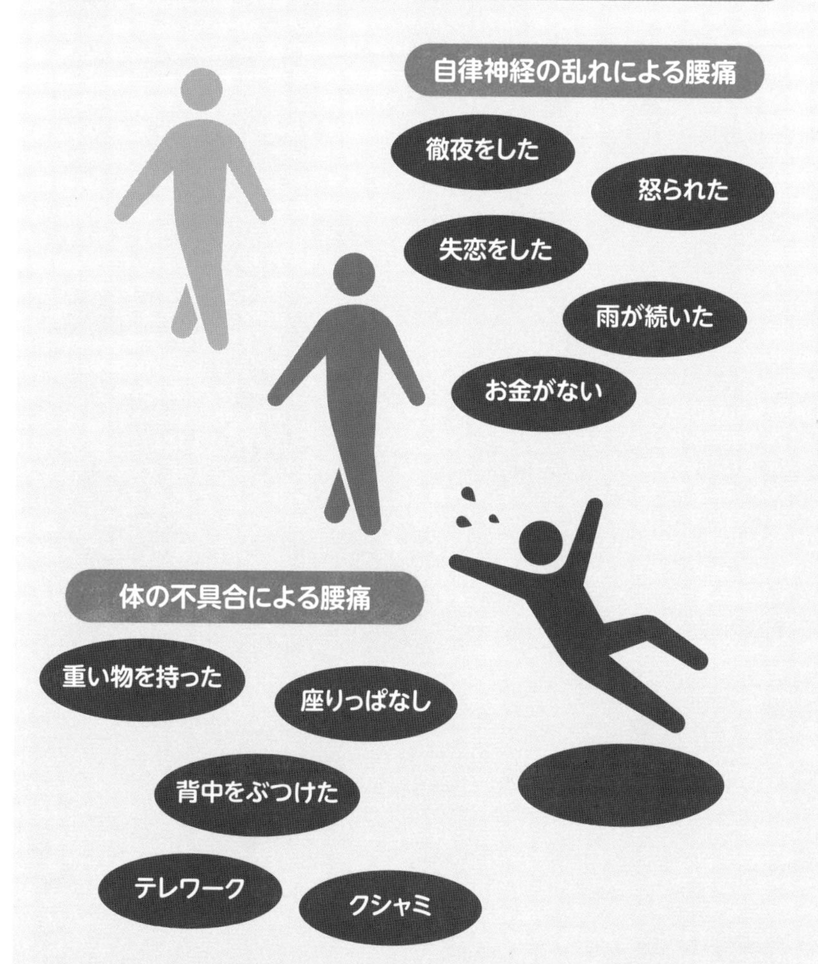

どんなに体や心を鍛えても腰痛の落とし穴はそこら中に存在します。あまり気にし過ぎるのも考えものですが、腰痛に備えずノーガードだと落とし穴に落ちますよ。腰痛を感じることが多い人は、そのきっかけが【自律神経の乱れ】か【体の不具合】によるものか、どちらが多かったのか過去の傾向を自分で理解しつつ、同じ落とし穴にはまらないように注意しましょう。

「腰　違和感」「腰痛　ガン」等…インターネット検索が痛みを倍増させる

過剰に煽るネット記事に注意

病院を受診して医者に「ネットに○○病と書いてありました。私はその病気なんでしょうか」と神妙な面持ちで話す人がいます。同じように自分で調べた上で、心配そうに質問する人はここ数年でかなり多くなっていると思います。**インターネットはすぐに情報にアクセスできる反面、信頼性の低い内容が散見されてます。**

例えばGoogleにて腰痛と検索すると「重病」や「ガン」というワードがサジェストに表示されます。もちろんガンによる腰痛というのも存在するので否定はしません。しかし、少し気になって気軽に**『腰　違和感』などと調べた際に、ガンという強いワードを見てしまうとどういう風に感じるでしょうか？**　サイトを作っている側は、より過激なワードを使ってたくさんの人に読んでもらうことがビジネスだったりします。見られた数によって広告収入が得られるからです。

心因性腰痛は自律神経の乱れによる腰痛です。自律神経が乱れかかったタイミングで、よりメンタルにストレスを与えることは痛みを強めてしまい、体にとって害でしかありません。原因不明であることを心配するのであれば、インターネットに答えを求めるのではなく、まずは医師に相談してください。人を不安にさせる情報は解決策ではなく、毒にもなってしまいます。心配なのであれば病院で検査をして安心を得ましょう。

インターネットによる知識毒

人を煽って無駄に心配にさせるメディア

信憑性（しんぴょうせい）の低いメディアには行き過ぎた情報や知識が踊っています。中には、情報弱者をターゲットにした商品も。腰痛だからといって過剰なリスクや心配をすることは、それ自体が自律神経の乱れを生んでしまいます。ネットの頼り過ぎは危険です。

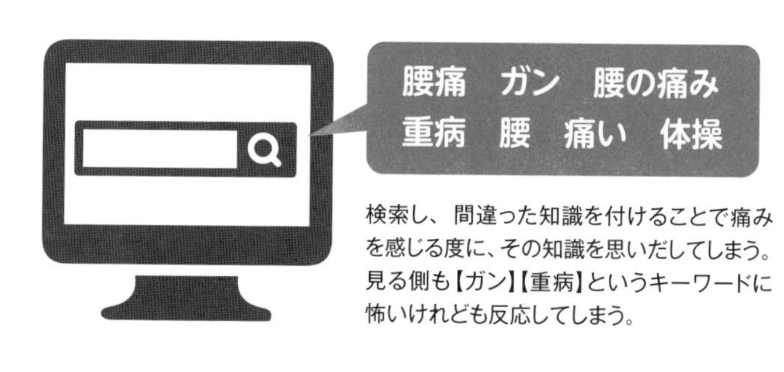

検索し、間違った知識を付けることで痛みを感じる度に、その知識を思いだしてしまう。見る側も【ガン】【重病】というキーワードに怖いけれども反応してしまう。

むやみにインターネットで調べない！
心配ならば病院に行く！

長引く腰痛＝ガンというネット情報や自己診断が間違っている理由

ガンによる腰痛の痛みについて

ガンによる腰痛が疑われる場合には、すぐに病院での診断をオススメします。しかし、不安を抱えている人もいると思いますので、ここではガンによる腰痛とその他の腰痛との違いについてまずはご紹介します。

ガンによる腰痛は転移性骨腫瘍（悪性）と呼ばれ、骨にガンが転移することによって発生します。まれに、無痛患者もいますが多くの場合、非常に耐え難い痛みを訴えます。

しかも24時間365日痛みが発生し、横になっていても痛みがあります。中長期的には食欲がなくなったり体重の減少、骨が欠けてしまうといった症状も発症します。

そういった意味で心因性腰痛とガンでは、痛みのタイミングとレベル、そして腰痛の結果、起きる体への影響は大きく異なります。ですから、ガンかもと疑っている人は、常時の腰痛か否かを一時的な判断材料として考えてみると良いでしょう。また、不安なままだと、それが心にストレスとなり心因性腰痛が発生する可能性もあります。

ガンは自己診断では発見しにくい病気です。病院に行くだけで「見つからなくて結果的に良かった」と安心できますので、精密検査をしておきましょう。また、健康診断や人間ドックをおろそかにせず、ちゃんと受診し続けることも非常に大事です。

ガンがきっかけの腰痛と心因性腰痛は別物

ガンへの恐怖に対しては正しい学びと検査を

ガンの痛みかどうかは病院の検査ですぐにわかる。心因性腰痛と比較すると激痛や24時間痛む場合が多い。ネットや不安を煽る本を鵜呑みにしないで!

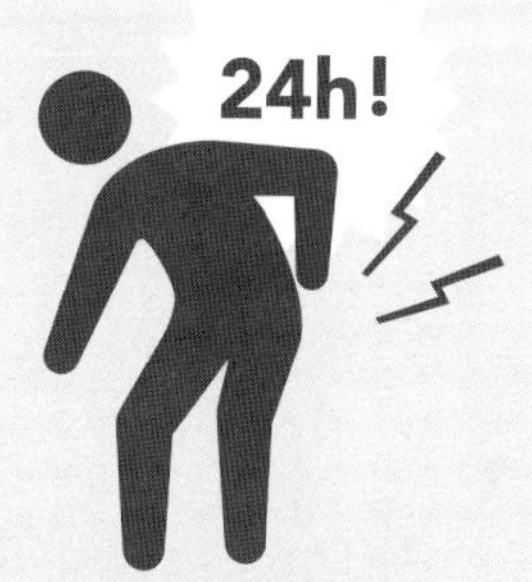

病院に行って診断する

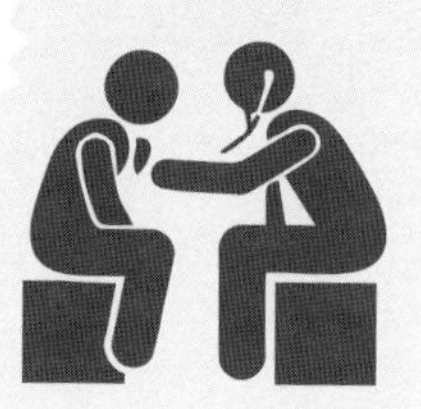

ガンの痛みでないことがわかる。それだけで心の悩みが晴れ、痛みが引くことも。行動した人にだけ安心が訪れる。

悩んで病院に行かない

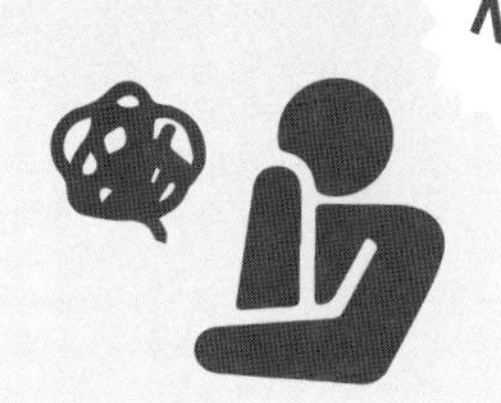

悩むことによって心にストレスを抱え腰痛の痛みが倍増する場合も。
心配だったら直ぐに病院へ GO。

病院へは人間ドックや健康診断などのタイミングを待たずに行っておきたいところ。検査に多少のお金はかかるものの、その価格に対して得られる安心感は大きく、かつ早期発見により完治の可能性が上がります。専門病院に行きましょう。

お酒好きが不安になる、腰痛＝すい炎というネットの通説

飲み過ぎも腰痛になる

腰痛になる一因として、急性すい炎、慢性すい炎もあげられます。すい臓は体に入ってきた炭水化物やタンパク質などを消化するすい液を分泌します。すい炎はアルコールをたくさん飲むことによりすい液の通り道が塞がり、すい臓自身が消化されてしまうという仕組みで起こります。毎日大量の飲酒をしなければそれほど心配はありませんが、インターネットにはそうした事象を煽る記事が多くあります。**でも、そうしたすい炎由来の腰痛以上に、アルコール摂取による血管収縮や自律神経の乱れのきっかけの方が腰痛の原因としては非常に多いもの。**腰の痛みを紛らわすためにお酒を飲むなんてもってのほかです。もしすい炎の心配があるのであれば、病院で検査をしっかりしてお酒との付き合い方を変えましょう。

お酒は飲んでいる最中は楽しくなります。その反面、体の内側から見るとアルコールの処理にてんてこ舞い状態に。そうした事態を避けるために、**「酒1に対して水1」を飲みましょう。たったそれだけでもお酒の分解を助け、体の負担は軽減されます。**お酒を飲むことは交感神経が優位になり夜に本来優位になる副交感神経の働きを阻害します。水を飲むことで、肝臓の分解処理に発生する水分を補い、腸の動きを促進することができます。結果、体が正しくお酒を処理でき、腰痛を防ぐだけでなく二日酔いを防止することも期待できます。

飲み過ぎは×、腰痛持ちの酒好き=すい炎ではない

ストレスになるお酒の飲み方はダメ

日々のストレス解消としてお酒を飲む人は多いもの。しかし、腰痛が軽くなったり不調を感じなくなる気がするのはアルコールで麻痺しているだけ。過度な飲酒は自律神経を乱して腰痛も悪化します。また、すい炎を疑うのであれば早めに病院で検査を。その上でほどほどに飲酒を楽しみましょう。

痛みを紛らわすために
飲むというのは×

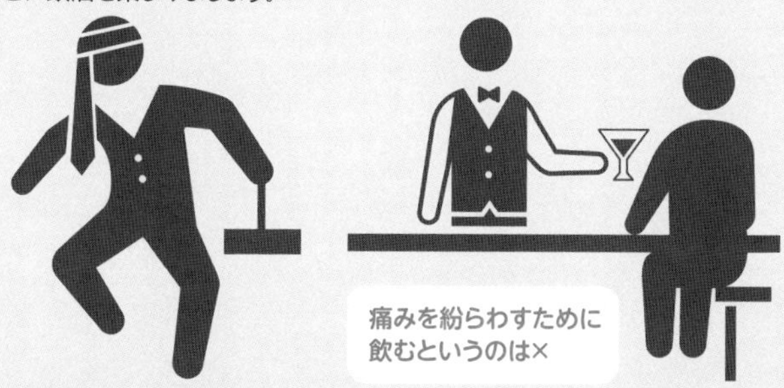

正しいお酒の飲み方を学ぼう

お酒を飲むのであれば分解まで責任を持とう。水はお酒と1対1で飲む。胃や粘膜を守るおつまみもチョイスしよう。たった3つのことを守るだけで、ダメージが減ります。

❶お酒と水は1:1
❷チーズ・マグロ
ナッツなどをチョイス
❸〆の炭水化物は
ほどほどに

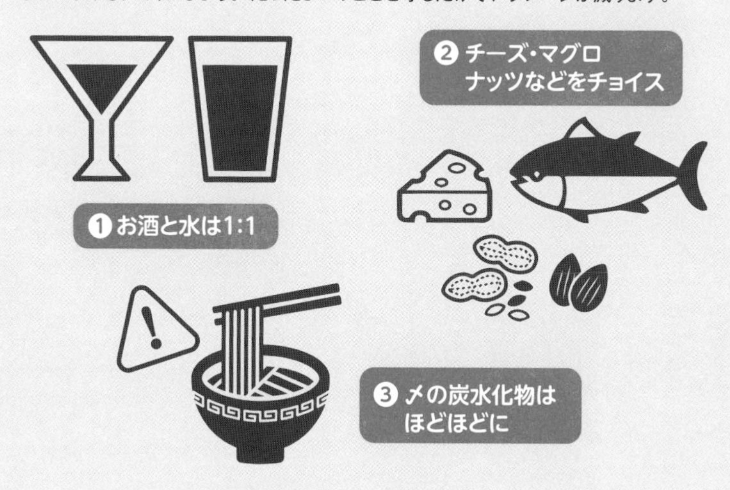

あなたのストレス耐性はどのぐらい？

メンタル強度を知ることは大事

ちょっとしたことにたじろがない、鋼のメンタルを持っている人。悪口を少し言われただけで悩んでしまう人。ストレスに対する耐性は人それぞれで異なります。心因性腰痛に悩む人は、ストレスに対する耐性が少し低いです。ただ、メンタルが弱いからといって、それ自体に悲観的になる必要はありません。自分のメンタルが普通だったり弱いということを自覚し、ストレスが起きる状況に対してショック耐性をつけることが重要です。編集部の作成した次ページの**ストレスチェックシートで自分の仕事に対するストレス状態を確認してみましょう**。その上で、例えば人間関係にストレスを感じているなら72ページを参考に『人間関係を断捨離』していきましょう。実は、ストレスのうち人間関係は9割を占めるともいわれています。自分自身のできる技量やメンタルの強さにあった関係値を再構築できれば、自然と仕事に対するストレスは減少していくはずです。

また、**ストレス耐性は生まれつきではなく、自分で心を強く持つだけでも大きく変わります**。ストレス状態になったらむやみに振り回されず、「仕事が全てじゃない！」といった自分なりの逃げ道を用意してあげる。無理だなぁと思ったらその苦境に無理して向き合わないというのも正しいメンタルコントロール。その時々で最適な判断を下していきましょう。

簡易版ストレスチェックシート

自分のメンタルの強さを知ることは、今後突発的なストレスがかかったときに、大切になります。厚生労働省の推奨しているストレス調査票をベースに、編集部で簡易的なチェックシートを作成しました。チェックの数が多いほどストレスが大きいことになります。現在のストレス状況を知ることから始めましょう。

ワークストレスチェック

- □ 非常にたくさんの仕事がある
- □ 時間内に仕事が処理しきれない
- □ 自分のペースで仕事ができない
- □ 職場の仕事の方針に自分の意見を反映することができない
- □ 職場の作業環境（騒音、照明、温度、換気）は良くない
- □ 他人のミスでも心は乱されない
- □ 働きがいのある仕事ではない
- □ 体を大変よく使う仕事だ

日常チェック

- □ 活気がわいてこない
- □ 怒りを感じる
- □ だるい
- □ へとへとだ
- □ ゆううつだ
- □ 物事に集中できない
- □ 体調が悪い
- □ 落ち着かない

ハイストレス　【10〜16個】

日頃から非常に高いストレスを受けています。腰痛だけでなく、体に別の不具合が出る可能性があります。転属や転職も含め周りに相談しましょう。

ミドルストレス　【5〜9個】

高いストレスを仕事で感じています。仕事のストレスで、頭が一杯になっていませんか。リフレッシュや仕事のやり方を変えてみるのも解決策のひとつです。

一般的ストレス　【3〜4個】

ごく平均的なストレスを感じています。ただ、ストレス耐性は人それぞれ。小康状態で感じていない可能性もあり、時々このチェックシートでを開いてチェックしましょう。

ローストレス　【0〜2個】

比較的仕事ではストレスを感じていないようです。現状を維持しつつ、ストレスを感じない働き方を追求してみてください。

※参考資料　厚生労働省版 ストレスチェック実施プログラム「職業性ストレス簡易調査票（57項目）」

心因性腰痛は現代病？

椅子だけが腰痛の原因ではない

人類と腰痛の歴史は意外にも古く、古代ギリシア時代の腰痛治療の文献が残っているほど。しかし、日本で『腰痛』というキーワードとその問題の認知が進んだのは明治時代以降。**昭和に入ってからは多くの人に認知されたため、患者が激増したと考えられています。**

また、これは、服装や住環境の変化、正座から椅子への座り方の変化など色々な理由があると言われています。中には生活時間の長時間化が腰への負担を増やしているという説もあります。しかし、**心因性腰痛に関してはストレスが原因のため、現代病とも言えるかもしれません。**例えば、腰に少しでも違和感があった場合、今だとすぐにインターネットで調べたり、病院に行ったり、専門書を漁ったりします。しかし**腰痛が一般的になる以前は他の痛みと同じく「体に無理がかかったかな？」という判断くらいで大病の不安に悩んだりすることは多くなかったはず。**

事前に大きな病気を予防するという観点からは知らなければいけないことは多々あります。ですが、情報社会になったことで、専門医にかかることなく自己判断できるようになってしまいました。「これは○○病の予兆かもしれない」「もしかしたら何かの病気の予兆かも」と自己判断や心配がしやすくなったのが、昭和以前にはなかったストレスを溜める一因なのかもしれません。

古代ギリシア時代から腰痛は人類の友!?

腰の痛みやトラブルに関する文献や治療法については意外なほど古くから存在しています。しかし、腰痛が国民病とまで言われるほど明らかに多くの人を悩ませているのは現代ならでは。腐れ縁のような友達ですが、そろそろ縁を切りたい存在ですよね。

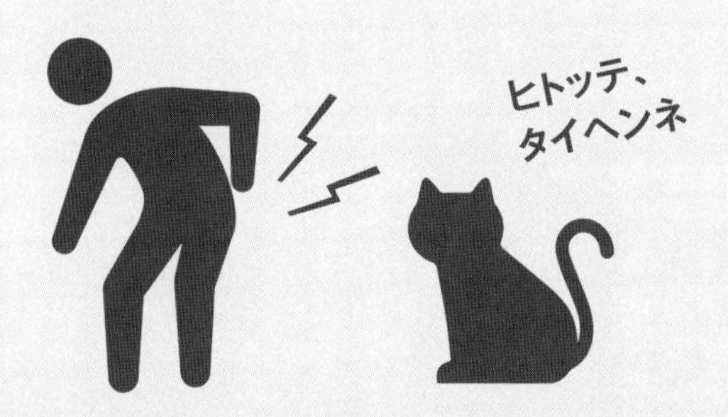

明治時代まで日本に腰痛はなかった?

江戸時代以前には、腰痛に関する明確なトラブルや慢性病であるという認識は少なかったです。ただ、ひどく疲れたり痛みがあるときには按摩さんと呼ばれるマッサージを生業とする人にお願いしていたそうです。時が移り明治時代になり生活習慣が一気に西洋化したことで腰痛が激増したという説も存在します。下記のような変化がきっかけと考えられるのではないでしょうか。

- 座り方が正座から椅子になったこと
- 洋服になり帯を使わなくなったこと
- 食生活が洋風になったこと
- 遅くまで働くようになったこと

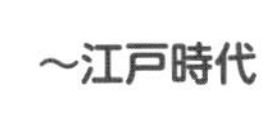

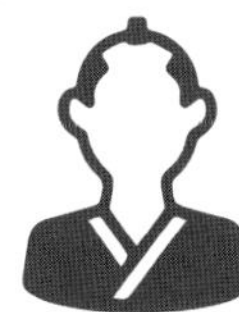

など理由には諸説あります。

腰を意識する朝はなぜ痛むのか？

なぜ睡眠前後で痛みを感じるのか

起床後すぐの腰痛。はたまた、就寝しようとベッドに潜りこんでから寝返りなどで腰の痛みを感じる。そういった悩みを抱える方は非常に多いはず。腰痛と睡眠を繋げた研究は近年進んでおり、中でも睡眠中は普段感じていた痛みが緩和されるといった研究データが存在しています。

その反面、人間の体は**不眠や睡眠不足で腰の血流が著しく悪くなり、腰痛という形で出てくるということもわかっています**。自律神経が乱れ、夜でも交感神経が優位になって深く眠れなくなり血流が悪くなってしまうのです。

朝、詰まっていた血が一気に流れると腰は刺激を感じて痛みの信号を出します。そしてそれが続くと、朝晩は痛みが出やすいという意識の刷り込みが起きます。

朝起きた時の痛みは、交感神経が優位になろうと体全体が動き始めているタイミングに加えて、仰向けに寝ていた場合、内臓が腰に下がって腰を圧迫しています。そうした血流がせき止められた状態から一気に体を動かすというのも痛みを感じやすい原因のひとつです。

朝に限らず、自分が痛みを感じやすい時間や状況など**「このタイミングに痛みは起きる」ということが脳に記録されてしまっており、それ自体が心理的に痛みを呼び起こしやすくしてしまっているとも考えられます。**

なぜ朝は腰痛が発生しやすいのか

朝起きたときは、交感神経が優位になり体全体が動き始めます。また、就寝中に仰向けに寝ていた場合、内臓が腰に下がって腰を圧迫しています。そうした血流がせき止められた状態から一気に体を動かすという体的な負荷もあります。

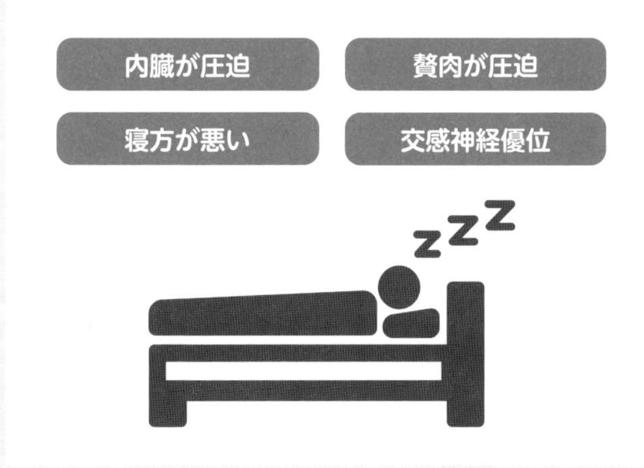

朝のつらい腰痛をなくすためには

朝の腰の血流不良が腰痛の原因になっている場合もあります。そうした事態を防ぐためには、自律神経を乱すような睡眠時間の減少やストレス状態の改善を行い、「この時間帯は痛くなる」という意識から脱却しましょう。

- 早寝早起き
- リラックス

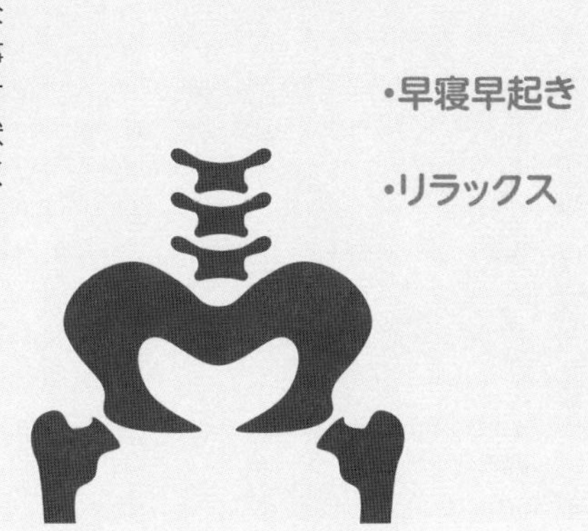

急性腰痛と慢性腰痛の見分け方

ぎっくり腰などは1ヶ月あれば治る

腰痛には主に『急性腰痛』と『慢性腰痛』の2種類があります。明確な定義はありませんが、主に発症から4週間以内のものを急性腰痛、それ以上続いているケースを慢性腰痛とするケースが多いようです。

いわゆる『ぎっくり腰』など、何かの拍子で非常に痛みが強く出るものは急性腰痛として診断されます。**通常1ヶ月ほど度で完治してしまうものが多く、再発の可能性はあるものの、短期間でかなり改善します。**

一方、慢性腰痛に関しては明確な原因がわからないものが多く、痛みが続く期間もさまざまで、1年以上続くケースもあります。こうした違いがあるため、心因性腰痛に関しては慢性腰痛として長引くケースが多いのです。

どちらにも言えることですが、ぎっくり腰などの場合はそのトリガーとなった状況を思いだすことで、普段の生活で腰を庇いすぎている場合があります。運動不足やコルセットなどにより血流が悪くなってしまったり、心因性腰痛の場合も「動かすと悪化する」といった記憶が運動を制限してしまったりします。

いずれにしても、**適度な運動やストレッチで腰の血流を良くすることは腰痛の改善に繋がります。痛みが強くならないほど度に体を動かしてあげることは大切です。**

急性腰痛のぎっくり腰とはそもそも何?

ぎっくり腰とは腰椎捻挫の総称です。前屈みになったり、重い物を持ったり、骨格の歪みから発症します。痛みが発生した瞬間は動けないほどの激痛に。大体1週間ほど度で痛みが緩和。発生から1ヶ月ほど度で完治する場合が多いです。

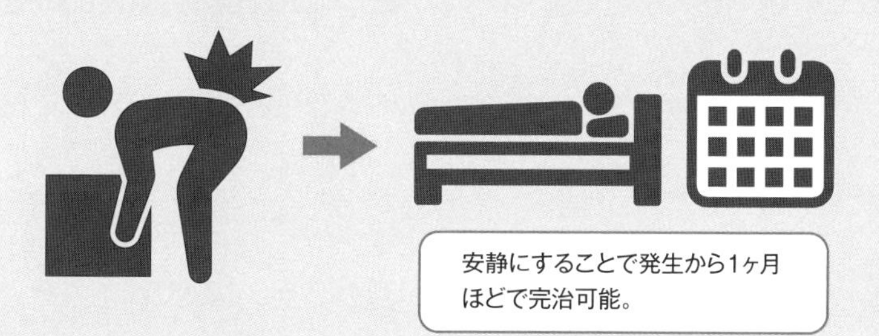

安静にすることで発生から1ヶ月ほどで完治可能。

ぎっくり腰が再発する理由

ぎっくり腰は人によっては再発しやすい病気。完治まで安静にせず、痛みが引いた段階で運動しすぎてしまったり、骨格が歪んだままで放置したりすることが原因です。ただ、全く動かないでいるのも血行不良や自律神経の不調を引き起こします。完治後は、適度な運動を心がけましょう。

在宅勤務でメリハリ不足に

つらい通勤にも良い面があった

在宅勤務は通勤時間ゼロで仕事ができると最初はもてはやされました。しかし、実際に続けている人の中には、腰痛が増えたり、ストレスにより不眠症状が出たりなど適応できない人が多く生まれているのも事実です。その理由は、⑴オフィスチェアやデスクがないことと、⑵オン・オフの自律神経のスイッチの切り替わりがうまくいかないことが原因です。⑴は、椅子や机を購入すれば問題ありませんが、⑵のスイッチは意外と家の中で実践することは難しいのです。

仕事のスタートが曖昧になったり、通勤がないため外に出ず、朝日を浴びない日が多い。また、寝起きで心拍数が低いまま仕事をしていたりします。こうしたことはスイッチが入らない原因となります。

実はつらい通勤にも良い効果があり、家から駅まで歩くプロセスや、電車の中でかかるストレスは交感神経のスイッチを入れてくれていました。適度にパターン化されたストレスは仕事モードとプライベートを上手に使い分けるきっかけになっていました。こうしたスイッチがなくなり自律神経が乱れる人は意外に多いです。通勤していたときと同じ時間に起床し準備をする。しっかりパジャマから着替えて仕事をする。在宅勤務でも自分なりのルーティンを作ることで自律神経が整い始めます。

通勤にも少なからずメリットがあった

時間の無駄と言われている通勤時間。しかし実際は、小さな運動効果や朝陽を浴びる、仕事とプライベートの切り替えなどのメリットが存在していました。

思考整理

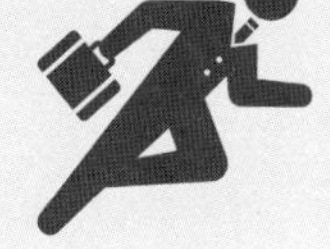

運動効果

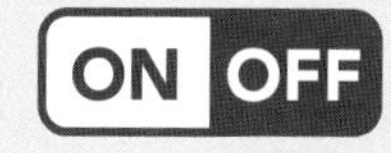

ON/OFF の切り替え

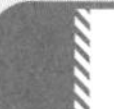

在宅勤務のストレスを軽減するコツ

夢の在宅勤務も実はストレスがいっぱい。
見えない在宅ストレス軽減のために、下記の3箇条を心がけよう。

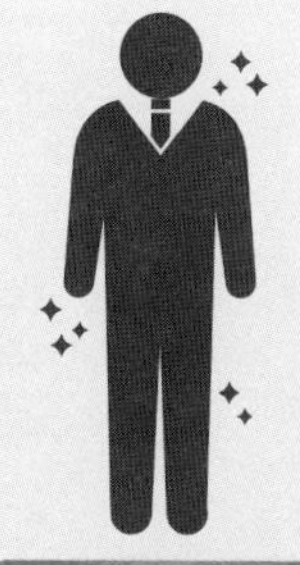

① スーツ着用

パジャマのままだとどうしても体のスイッチが入りません。仕事着を別途用意しましょう。

② 読書

通勤時間がなくなった分、自分の読書時間を作りましょう。人生の満足度が上がります。

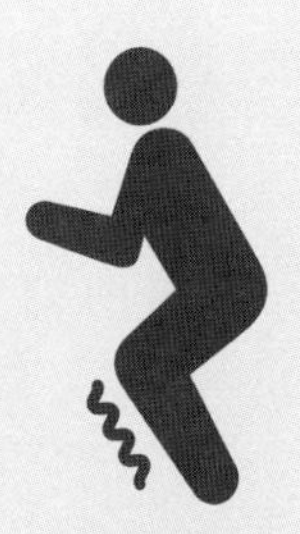

③ スクワット

朝晩、数回でもスクワットをするだけで、在宅ストレスからのリフレッシュが期待できます。

ネットの腰痛体操動画はやってもOK？

再生数が信頼の証ではない

最近ではYouTubeなどで整体やストレッチの動画を見かけることも多くなりました。マッサージや整体などの施術を受けに行くと1回数千円かかるため、無料で見られて不調も改善できるのは非常に素晴らしいことです。

ただし、注意しておきたいのは、どんな人でも気軽に発信できるプラットフォームであり、その施術方法も多岐に渡ります。実際に自分の体を見てもらって施術を受けるわけではないので、その方法が適切かどうかの判断は自分でするしかありません。また、再生数が多いものは信頼できるというわけでもなく、サムネイルが面白そうだから再生されているだけの可能性もあります。

特に自分の体に関わる動画に関しては、行う際には慎重に見極めましょう。**例えば、骨の歪みからくる腰痛を治す体操の動画を見て、それを自身の心因性腰痛に対して行っても効果がないかもしれないですし、無理をすると逆に腰を痛めてしまうことにも繋がります。**

動画は役立つことも多いですが、まずはどんな腰痛に対しての動画なのか、誰が発信しているのかを確認して、腰に負荷がかかりすぎるものは避けるのが賢明です。そして、**病院で検査してもらうまでは自分がリラックスできる一定のリズムの音楽やキレイな風景の動画などで自律神経を整えましょう。**

実は危険な YouTube のマッサージ動画

マッサージや腰痛体操の動画。非常に人気ですが、筋肉疲労や血流改善には良いものも多い一方で、やり方を間違えてしまったり、逆効果になる場合も。心因性腰痛には自律神経へのアプローチがオススメ。

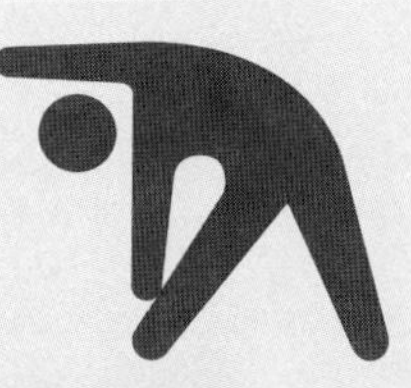

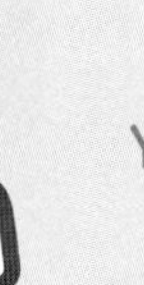

素人でも発信できる

・体の改善が見込めるか
・エビデンスがあるか
・続けても負担にならないか

YouTube 動画は玉石混淆のため

内容を見極める必要アリ

アマチュアマッサージもほどほどに

動画や雑誌の特集でも多いセルフマッサージや、素人にやってもらうマッサージも注意。特に自分で勢いをつけてやりがちな可動域を超えるストレッチ、アマチュア同士で行うマッサージなどはケガや別の痛みが発生するおそれも。

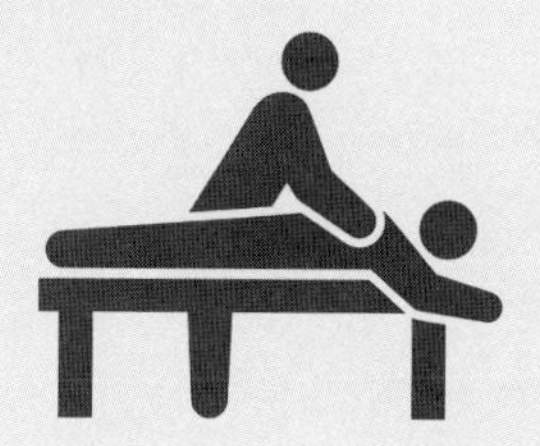

マッサージや整体に行っても翌日には腰痛が復活するのはなんで？

緩和の鍵は副交感神経にあり

マッサージは腰痛だけでなく、疲労回復やリフレッシュの観点で広く好まれています。マッサージに通ったおかげで腰痛が治ったと言う人も多くいます。

しかし、実際には**完全に治ったのではなく、一時的に緩和されたということが多く、時間が経つと痛みが戻ることが多いのです。**

にもかかわらずマッサージに通いたくなる理由は、筋肉が緩められることで腰の血流が一気に流れること。そして、副交感神経が優位になることでリラックスして痛みが和らぐからだと考えられます。

ですが、**一時的に腰痛が軽くなったとしても自律神経が整っていない状態だと心因性腰痛の場合はすぐに元に戻ってしまいます。**

高いマッサージチェアも同様で、もみ方は非常にしっかりしており、マッサージに通うよりコスパがいいと感じる人は多いと思いますが、乗っている最中は副交感神経が優位になっても、根本的な自律神経が正常化しなければ、痛みはまた戻ってきてしまいます。マッサージもマッサージチェアも気持ちが良く、リラックスできるという意味では良い効果ももちろんあります。ただし、根本的な解決を目指すのであれば悩みごとをなくしたり、ストレスを緩和させることを先に行う方が良いかもしれません。

マッサージなどがその場だけは効く理由

マッサージをした瞬間だけ腰の痛みが消えるのは、毛細血管の血流が改善されるのと副交感神経が優位になるからです。しかし、一時的にリラックスできても、次の日はストレスや仕事で交感神経が優位に。毎日マッサージに通うことができれば、副交感神経優位にスイッチする習慣がつきますが、現実的ではないですよね。

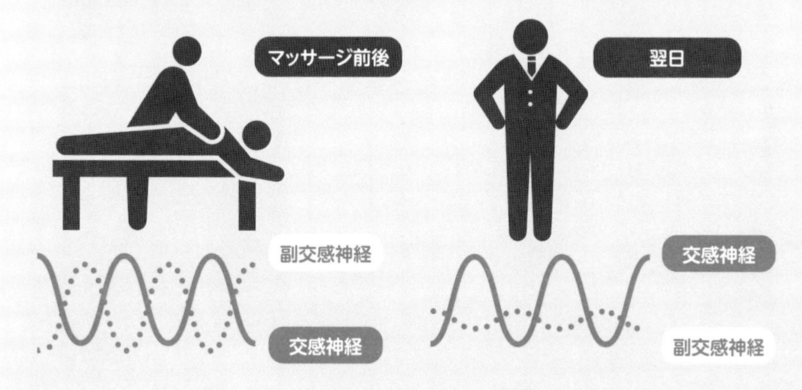

マッサージチェアは腰痛改善に効く？

指圧機能による血流改善や自分の贅沢な時間としてのリラックス効果はあるものの、心因性腰痛の場合には根本的な解決には繋がらない可能性が高いです。高いものだと100万円くらいすることもあるため、購入前によく検討しましょう。

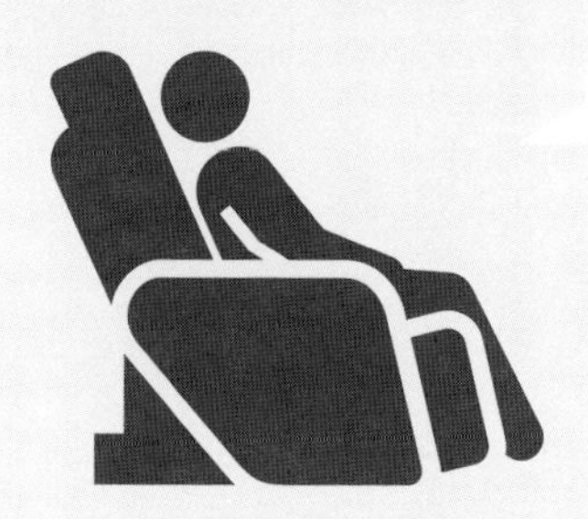

心因性腰痛に悩むとお金がかかる

腰痛治療にはさまざまな方法がある

腰痛に関する治療グッズやサプリメントは今や『腰痛マーケット』として大きな経済効果を生んでいます。例えばマッサージ。1時間6000円の普通のマッサージであったとしても、月に1回通うだけで年間72000円の払出となります。サプリも月2000円ほどであったとしても年間24000円。それでも**自律神経が正常になるわけではないため、心因性腰痛の根治には繋がりません**。また、マッサージ器メーカーは、機能を山盛りにして家庭環境にあわせたマッサージチェアなども販売しています。乗っている間は副交感神経が優位になりますが、投資に対する成果としては芳しくありません。

グッズを色々模索することで合うものが見つかる人もいますが、**整体や整骨院、針治療など、腰痛に良いとされる施術も1回で終わることはないため、継続するお金が必要になります**。

また、商品や施術の中には通常よりさらに高額なものもあります。しかし、根本的な原因を解消しないまま続けても改善できる保証はありません。特に心因性腰痛の場合には、何よりも副交感神経が優位になるような生活習慣が大切になります。本書では、お金もかからずに今日からすぐできる**自律神経を整える方法を3章で色々と紹介していますので**、グッズにお金をかけても改善しない方は、ぜひ実践してみてください。

心因性腰痛は穴の開いたバケツ状態

心因性腰痛に悩む人は、マッサージや通院で一時的に改善しても、穴の開いたバケツのようにすぐ腰痛が復活します。交感神経が優位になってしまうストレスや生活習慣を改善をしなければ、どれだけたくさんのケアをしても、別の場所に穴が開き、また痛みが復活してしまうのです。

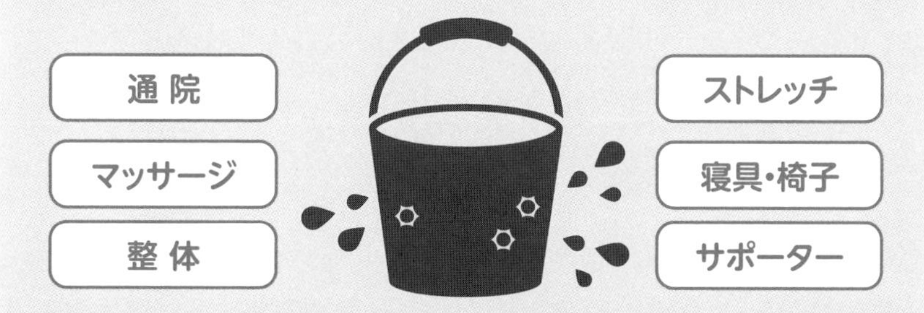

マッサージでも多くの出費が

月々6000円のマッサージ出費でも、残りの人生から逆算すると非常に大きな額になります。例えば、50歳男性が月にそれだけ出費すると、生涯で約223万円のマッサージ代を支払わなければいけないことに。またマッサージや通院などの時間的労力やストレスもかかります。

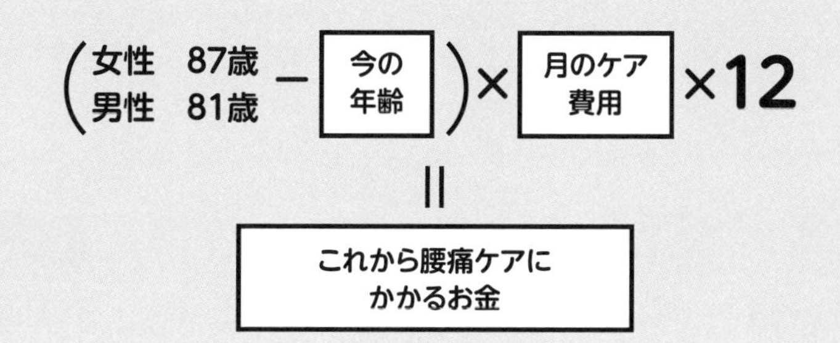

column

スマホで自律神経の状態がわかるアプリ「CARTE by Cyberagent- 自律神経をスマホで測れる!」

小林弘幸先生が全面監修協力をした、スマホアプリ「CARTE」。
スマホのバックカメラに60秒指を置くだけで「インナーパワー」として1～100の数値で自律神経の状態を教えてくれます。計測したスコアは保存できるので健康管理にも役立ちます。

STEP 1

カメラに当てた指から脈拍を取得。約60秒で心拍の変動を解析して自律神経のスコアとして「インナーパワー」を算出します。

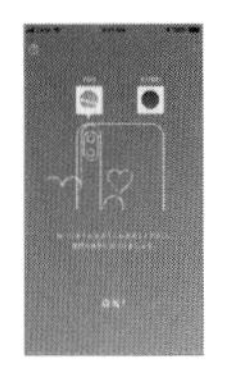

STEP 2

「インナーパワー」とは疲労･ストレス度を定量的に捉える「自律神経の活動量」と交感神経・副交感神経から算出される「自律神経のバランス」を解析し総合的な評価を数値で表したものです。

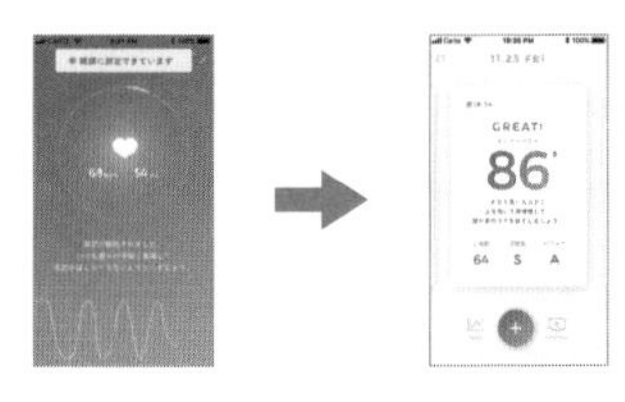

STEP 3

インナーパワーの数値をもとに、今の自分の状態に合わせたストレッチを教えてくれます。一緒に実行して、インナーパワーの安定、向上をめざしましょう。また季節や天気、睡眠時間やストレス、疲れ具合など様々な要因で変動する自律神経を自分の目で確認できるので、不調の原因などの改善に役立てられます。

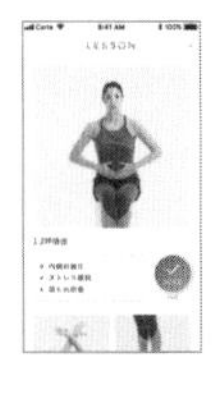

検索

カルテ

アプリはiOSからダウンロード！　会員登録、利用は全て無料です。
AppStoreで「カルテ」と入れて検索してください。

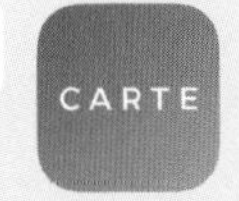

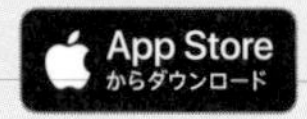

対応端末とOSについて
･iPhone 5s以降の端末でご利用いただけます。
･フラッシュ付きの端末でしかご利用いただけませんので、あらかじめご了承ください。

第2章

原因不明の腰痛が改善する最強の方法 -メンタル編-

原因は『ストレス』だと意識を切り替える

治らない腰の痛みの知識をつけよう

みなさんにまず知っておいてもらいたいことがあります。それは、**腰痛の多くはストレスによる「心因性腰痛」の可能性が高いということ。**

前章でもお伝えしたように、腰痛に悩む多くの方は「原因不明の腰痛」と診断され、「正しい治し方」という地図を持たないまま完治というゴールまでやみくもに歩かされています。

腰が痛いなと感じたとき、マッサージやストレッチをしてみる、処方された筋弛緩薬を飲む、塗り薬を塗る、腰痛に良いクッションを買うなどのアクションを起こしている方が多いと思いますが、期待した効果が得られなくて、悩まされているという方がほとんどではないでしょうか。

原因がわからずに悩まされている方に本書でお伝えしたいのは、**その謎の痛みは筋肉や骨ではなく「ストレス」が原因かもしれない！とまずは意識を切り替えてみてほしいということです。**

自律神経が乱れることで心に大きな負担がかかり、それが腰痛として痛みに現れているとしたら、完治というゴールに向かうための地図が今まで手にしていたものと全く別のものになります。

整体に向かう地図ではなく、**旅行へ行って心身をリラックスさせる、仕事の負担を減らして休みを増やす……など、全く別のアプローチができるようになります。**それが腰痛から解放される近道かもしれないのです。

腰痛の85%が原因不明とも言われる

色々な医者や科学者が研究している腰痛の分野。しかし、腰の痛みの原因特定をできるケースは本当に少なく、原因不明の腰痛に悩む人は2550万人に及ぶと言われている。

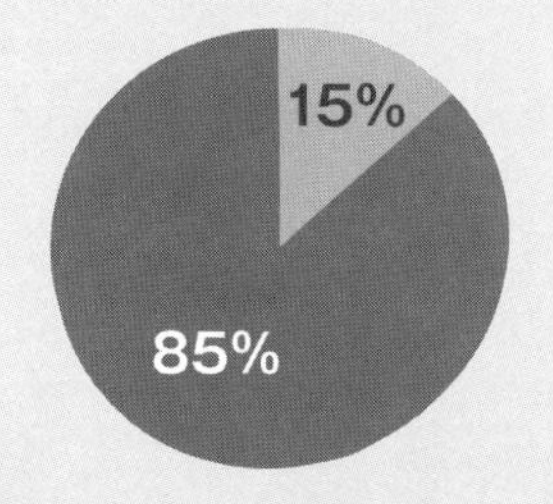

- ·椎間板ヘルニア
- ·脊柱管狭窄症
- ·骨折
- ·打撲

原因不明

なんと85%の腰痛が
原因不明

原因不明の痛みは怖い

お医者さんでもズバリ原因が特定できない原因不明の腰痛。その多くは心因性腰痛ということがわかっています。しかし、心因性腰痛がストレスやメンタルによる自律神経の乱れからくることはまだまだ知られていません。

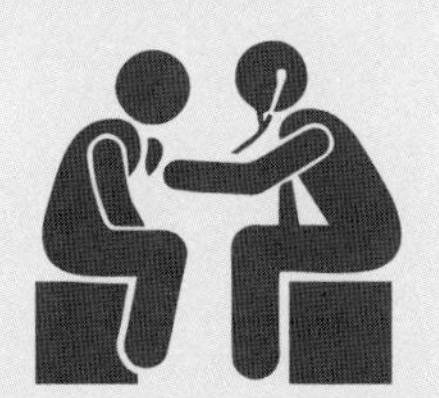

診断しても原因がわからない

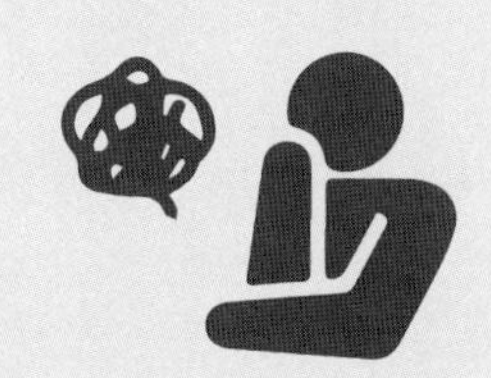

悩むことでメンタル悪化

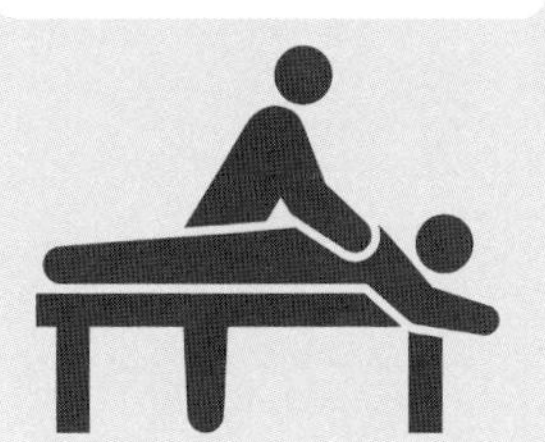

マッサージに行った日しか
痛みがなくならない

怪しいサプリや
治療法に助けを求める

腰痛を意識しなくなることが重要

気分転換という魔法の痛み止め

　面白いテレビや映画を観ているときや仕事に集中しているとき。友人と楽しい会話をしているとき。そういう瞬間に腰痛を感じなかった！　という経験はありませんか？　これは何も腰痛に限った話ではなく、虫歯や捻挫、骨折をしたときも同じようで、痛みを伴う症状の多くは、**何かに集中しているときに無痛に近づく**ことがわかっています。意識を腰に集中しないことや痛みを忘れて何かに没頭することは、痛みの予防だけでなく心因性腰痛の治療の大きなきっかけ作りとなります。

　逆に腰の痛みを意識し続けて行動すると、痛みのレベルは段々と上がってきます。痛みがあるということを確認し「あぁ、なんで痛いのだろう」と思いつめることは、体をリラックス状態にさせたい副交感神経の働きを阻害します。

　しかも、痛みを感じると腰以外の筋肉もこわばっていきます。その結果、末梢神経に緊張の信号が働きかけられ、血行不良によって痛めつけられている腰を、紐でよりグルグル巻きにして圧迫しているようなもの。

　残念ながら、痛みを感じてつらいと思うこと自体が、痛みが強くなるスパイラルを生んでいるのです。こういうとき、痛み止めを飲んで紛らわすのもひとつの手ですが、集中できたり楽しめる何かを見つけ、実践することが一番の解決策になるのでぜひ意識してみてください。

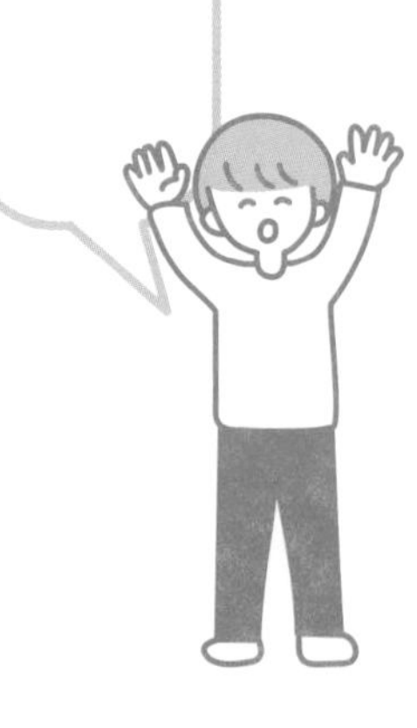

集中している瞬間は痛みが消える

天然の痛み止めを処方してくれる鍵が脳に存在します。それは、楽しいことに集中することです。そうすると脳内で痛みを抑えるドーパミンが放出され、自然と痛みが消えます。逆に痛いことを意識すると、より痛みを感じやすくなっていきます。自分の趣味や楽しいことに時間を割くことはストレス解消にも繋がるため、ぜひ試してください。

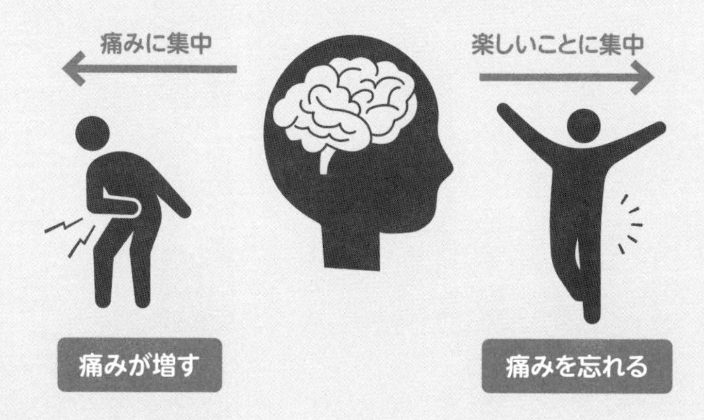

痛みを我慢しすぎるのもNG

楽しいことに集中できるのが一番ですが、痛みがつらいときは痛み止めを利用するのも解決策のひとつです。というのも、痛みを我慢すること自体がストレスとなり自律神経の乱れを生んでいくからです。慢性的な痛みで、集中しているときや楽しいときもつらさを感じる場合は、病院で薬を処方してもらいましょう。

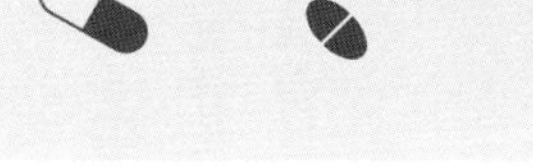

検査をすると腰痛が消えるのはなぜか

病院で調べることも大切な治療法

みなさんは腰痛の症状が出た際、真っ先に病院へ向かいますか?さまざまな情報を簡単に得られる昨今、まずはインターネットなどで「腰痛み」「左側痛み」などと検索をして自己判断をする方も多いのではないでしょうか。病院へ行かなくてもすぐに得られる情報がたくさんある反面、これらの情報が自分の症状と一致しているかを正確に診断することはできないため、あまり意味のない行為でもあります。

今すぐに治療をしなければ手遅れになってしまう病気を見逃してしまったり、反対に、**筋肉のこりによる腰痛を、「ガン」や「すい炎」かもしれない!と思い込んでしまい、精神的にもストレスを抱え込んでしまう場合もあります。**病院は病気を発見、治療する所ですが、病気ではない! と診断してもらう所でもあります。自分は重い病気なのかもしれないという**可能性を疑って心にストレスを抱え続けることは自律神経の乱れによる別の症状を生み、頭痛や下痢などの悪影響が出ることもあります。**しっかり検査を行って、不安の種を取り除くだけで、心が一気に軽くなります。その安心を得ることにより、腰の緊張状態が緩和され、痛みからも解放されます。100%ガンにかかっていないと断言できないのであれば、まずは病院で検査をして安心感という特効薬を得ることを推奨します。

検査前と検査後で自律神経が変化するわけ

病気かもしれないドキドキ感はいつの時代もなくなりません。でも、過剰なほど心配してストレスを溜めてしまうのは問題です。心配事があるのであれば、仕事を休んででも病院で検査してもらいましょう!

検査前
病気だったら
どうしよう…
ストレス
検査後
検査結果
陰性
悩みよ
飛んでけー
ストレス

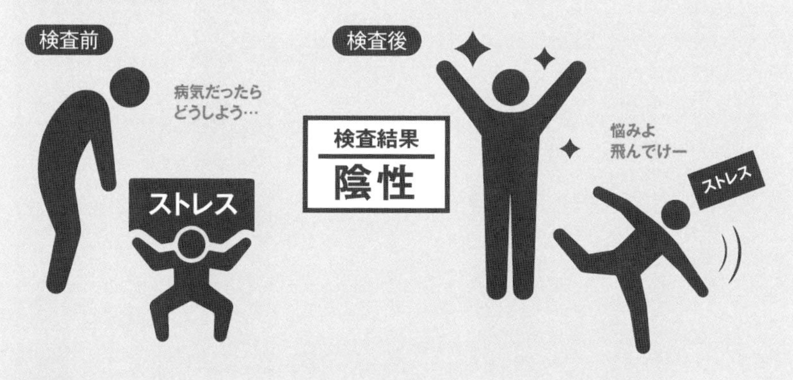

早めの検査と定期検診が生存率を高める

寿命が延びることにより、ガンの発生率は増加しました。そのため、健康的な生活を送っている自信があったとしても，定期的なガン検診は重要です。自分は大丈夫、家族でガンになった人はいないなどのバイアスに左右されずに、心配なときは早めの検査をしましょう。

心配で
ドキドキするなぁ

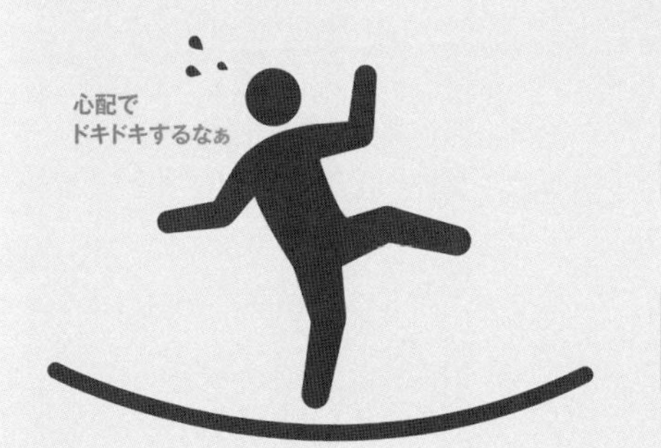

どんなに忙しくても
定期検診を心がける

心配になったら
今すぐ受診!

過剰な湿布やコルセット、サプリは不要

たくさん使っても心因性腰痛は治らない

腰の痛みを感じて整形外科を受診すると、大量の痛み止めや湿布を処方されることがあります。痛みがあるときに効果的に使えば良いですが、原因不明のまま市販のものを買って使うのはオススメしません。湿布（冷湿布）は、痛みの炎症を抑える成分が配合されているので貼れば肩や腰の痛みを抑えてくれます。痛みを取り除き、普段の生活や安眠を助ける効果が期待できます。

ただ、原因がそこにはないのに貼ってしまうのは、あまり効果も見込めず、逆に動かさないようになるといったデメリットも。痛みがそれほどでないにもかかわらず慢性的に湿布を貼る癖がついてしまうと、肌がかぶれてしまう場合もあります。市販のコルセットなども同じで、サポートしてくれる反面、つけっぱなしにするのはあまり良くありません。

またインターネットで見かける腰痛に効きそうなサプリや民間企業が作る腰痛が楽になるグッズなどもあまり期待できません。**サプリやグッズにお金をかけるよりも毎日の生活改善やちょっとした運動に時間をかけたり、おいしいごはんを食べてストレスを解消するほうがよっぽど腰痛改善に繋がる可能性があります。**

また、痛み止めや湿布の正しい使い方や注意事項については、処方してくれた薬剤師に聞くのもオススメです。

市販薬や湿布に頼りすぎもNG

大量の薬や湿布などを使って治そうとする人もいますが、心因性腰痛には効かない場合もあります。根本が解決しないと完治ができないという認識を持ち、使い過ぎに注意しましょう。

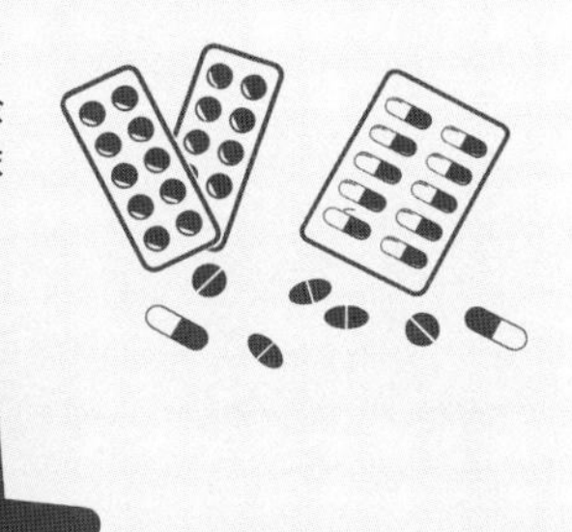

怪しい腰痛サプリを使うのはやめよう

腰痛や膝の痛みに効くと謳われているサプリ。その多くは、医学的根拠がなく効果を期待できないもの。原因がわからないからといって、無闇に手を出すのはやめましょう。

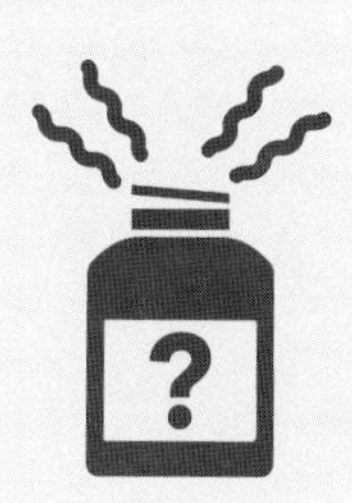

湿布と自律神経は綱引き状態

冷湿布は痛みを抑える反面、腰を動かさないようになって血流が悪くなりがち。慢性的な使用はかゆくなったり、余計な痛みに繋がる場合もあるので、注意が必要です。

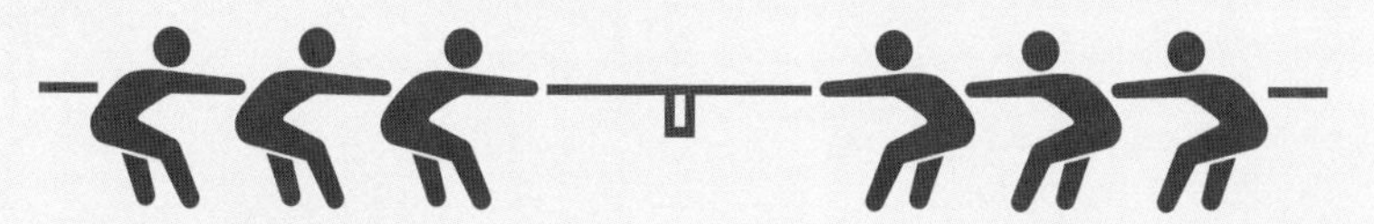

自律神経
血流を正常にしようとする動き

湿布
血流を抑制する動き

効能よりも『気持ち』が有効

温泉やマッサージが効く理由

温泉には炭酸水素イオンやナトリウムなど、血行促進に繋がる成分が含まれています。その成分自体が腰の痛みを緩和してくれることもあるのですが、それ以上に効果として期待できるのは「**温泉に来て心がストレスフリーな状態になったこと**」だと言えます。広い露天風呂や、人目を気にせずゆっくりできる瞬間。そういった気持ちは日々の喧噪から切り離された空間だからこそ生まれる感覚です。仕事や人間関係の悩みもその時ばかりは忘れられるのではないでしょうか。

マッサージをした後に自然と腰の痛みがなくなることもありますが、これも**マッサージによる痛みの緩和というより、交感神経が優位な興奮状態から副交感神経が優位になってリラックスモードになったことによる痛みの緩和と考えられます。**

これらのことから、心因性腰痛に好影響を与えるためには、どれだけリラックスした気持ちになれるかが重要になってきます。温泉やマッサージなどももちろん効果的ですが、気持ち次第だとわかればその状況を自宅で作ったほうが、お金もかからず、より継続してストレスフリーな状態を維持することができます。

ヒーリングミュージックを流す、アロマを楽しむなど、ぜひ非日常のリラックス空間を作ってみてください。自然と体全体の緊張状態が解かれていくはずです。

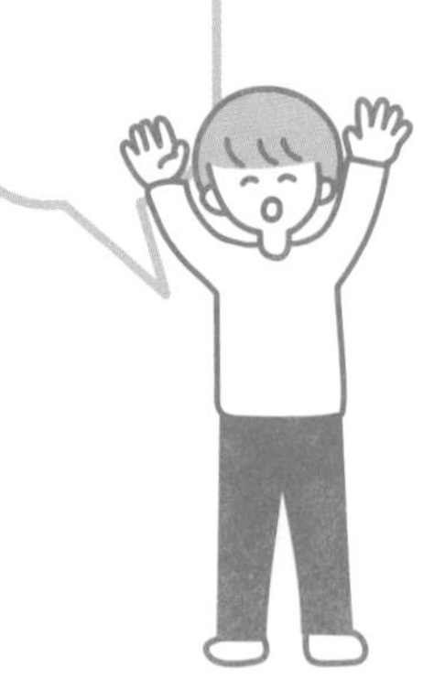

リラックスするだけで痛みは和らぐ

温泉がなぜ腰に良いとされているのか？

温泉の効果もさることながら、デジタルデトックスや喧噪から離れることでストレス緩和が期待できるという、気持ち的なヒーソング効果もあります。

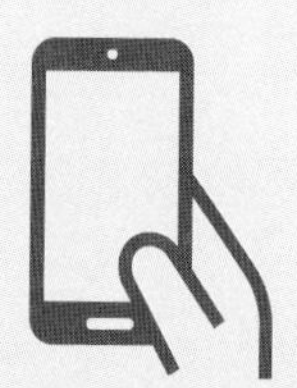

距離を離すことが大事

自宅でリラックスルーティンを作ろう

テレワーク化も進み、自宅にいても体が休まらない、オンオフの切り替えが難しいという方も多いはず。そんなときは、下記の4つの項目をやってみましょう。週の頭と真ん中に取り入れてリラックスルーティンを作ってみては。

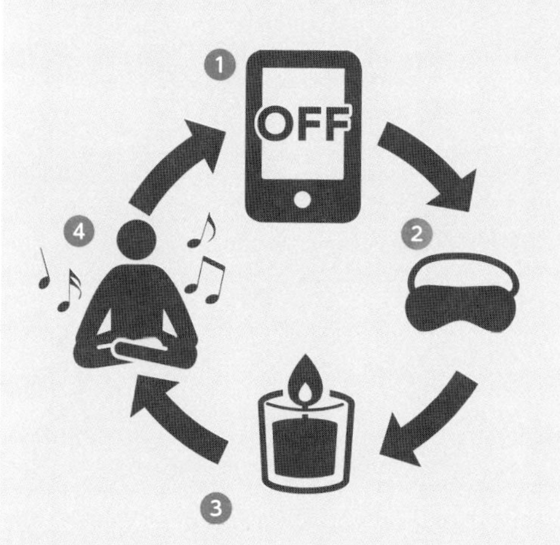

1. スマホを OFF
2. アイマスクをつける
3. アロマを焚く
4. 瞑想する

仕事？家庭？ストレスの原因を考える

セルフカウンセリングを始めよう

ストレス社会と一言で形容するのは簡単ですが、本当に人それぞれで抱えているストレスの大きさは異なります。家族内の不和、価値感の不一致、うまくいかない会社のマネージメント、責任の割に増えない給与……。大人になるとストレスコントロールがうまくなり、怒ったり悲しい気持ちになったりするのが減少するといわれていますが、その実態は我慢しているだけで、発散しなければいつか破裂します。しかし、日本では、まだストレスに対するカウンセリング等は認知されておらず、アメリカのグループセラピーのように他人と悩みを共有する機会があまりありません。

そこで、今日から1人でできる簡単なセルフカウンセリングの方法を紹介します。それは、**紙に自分のストレスを書き出していくだけ**。『給与が安い』『残業が多い』『子どもが反抗期』『隣人がうるさい』など。それこそ明日には忘れてしまうストレスから、今は解決できないけれどもなんとかしたいものまで何でもありです。こうしたやり方は認知行動療法の治療方法のひとつになります。**頭の中にぐちゃぐちゃに溜まっていたストレスや隠れストレスを書き出して、可視化することで整理できるというものです**。悩みやイライラが出てきたらセルフカウンセリングを習慣化してみましょう。次ページの自問自答型のセルフカウンセリングもオススメです。

日本は悩みを打ち明ける機会が少ない

心に抱えたモヤモヤはカウンセリングという形でほどきます。海外では、同じ悩みを抱えた者同士が集まりグループセッションをする機会などがありますが、日本では少なく、逆に内向的な人にはストレスになることも……。そんな場合は、セルフカウンセリングがオススメ。

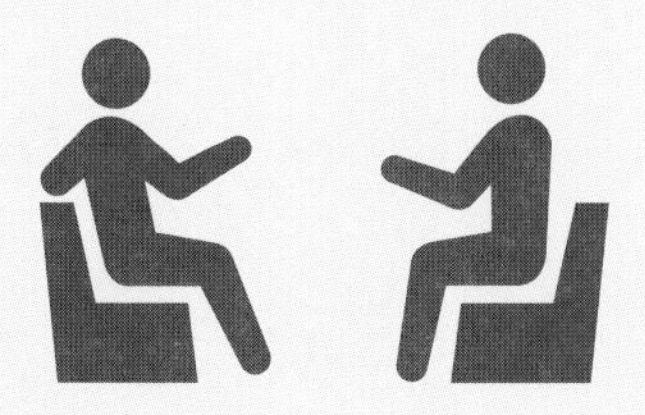

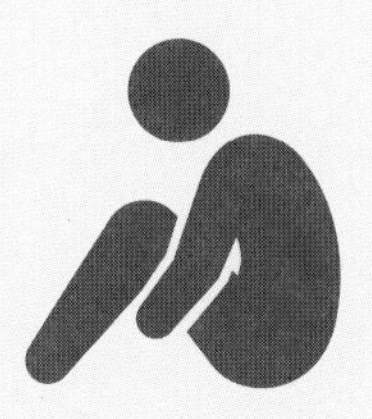

アメリカの場合
グループカウンセリングなど打ち明ける機会が多い

日本の場合
今自分が抱えている悩みを誰かと共有するチャンスがない

自問自答形式のセルフカウンセリング

書き出すタイプのセルフカウンセリング以外に、自分で自分に質問をしていくセルフカウンセリングもオススメです。頭の中のモヤモヤをひとつずつ整理しながら、解決策を見つけ出します。

【セルフカウンセリング例】

最近一番ストレスを抱えていることは?

仕事ですごいプレッシャーがかかる

今まで抱えたプレッシャーがあったのはいつだった?

確か大学受験の時かな…

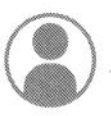

その時に比べて大変さはどうかな?

あの時の失敗できない状態よりかは、今は楽かも…

好きなことをする マジックタイムを作ろう

しっかりリフレッシュするのも仕事！

ある著名な経営者がインタビューにて『仕事をする以上に好きなことをする自分の時間は絶対に譲らない。でなければ、仕事に全力を発揮することなどできない』と答えていました。在宅勤務や終わりのありそうでない家事など、人はやらなきゃいけないことに縛られがちです。トラブルの対応や、時々のオーバーワークは仕方ありませんが、それが慢性化してしまうと自分のために時間を使わない癖がついてしまいます…。

そんな方は、まずは10分でもいいので、**好きなことをしたり、遊ぶ時間を捻出しましょう。**やることはなんだっていいんです。プラモデルを作ったり、ナンクロをやったり。はたまた、買っておいたお菓子を愉しみ、好きなタレントの写真集を読んでも良いと思います。そうした自分のために時間を使ってリラックスする瞬間に副交感神経は優位となります。お風呂を出たあと、ダラダラと会社のメールチェックをしていませんか。子育てなどに一生懸命で24時間営業になっていませんか。そういうときは、パタッとパソコンやスマホの電源を落としたり、誰かに任せて今は自分の時間だと宣言して、自分なりのマジックタイムに突入しましょう。**今すぐスマホのスケジュールに『○○する時間』と登録するのです。楽しい予定を決めておくだけで、モチベーションや作業の効率化にも繋がります。**

仕事→睡眠→仕事→睡眠…は危険!

仕事が大変なときにやりがちなのは、「プライベートな時間を削って働く」ということ。たまにならば仕方ないですが、それが続くと自律神経が乱れやすくなります。適度な休みや気分転換を取り入れて、効率化をUPさせましょう。

休んだり遊んだりしないと腰痛以外にもこんなデメリットが…

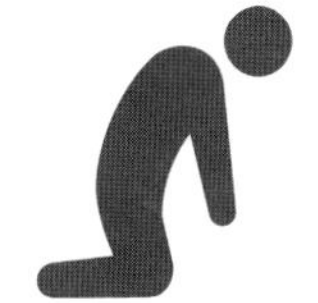
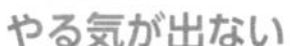
やる気が出ない

免疫力が落ちる

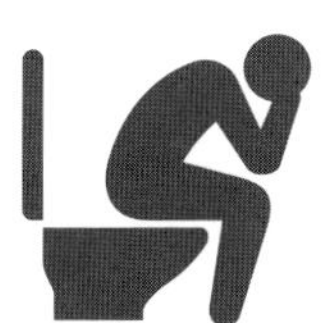
下痢になる

マジックタイムを強制的に予定に入れよう

強制的に遊びの予定を入れたり、時間を決めてピタッと別のことをする。そうした切り替えはダラダラ仕事を防ぎます。なにより自分のためのリラックスに繋がるため自律神経も正常になっていきます。ちなみに、ストレス解消にショッピングという人も多いとは思いますが、実はショッピングで過剰にお金を使うと、その後のクレジットカード明細を見る精神的ショックのほうが大きいという研究結果があります。なのでショッピングはほどほどに。

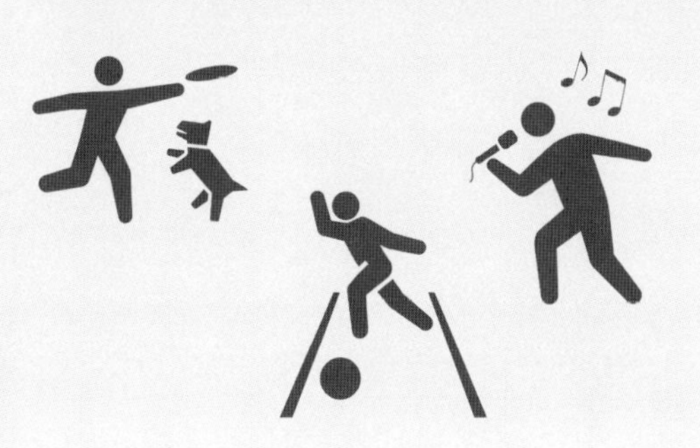

腰痛のない人は人間関係の断捨離上手

物と同じく人にも断捨離が大事

人との繋がりのせいでモヤモヤしてしまうのは誰にでも起きること。ただ、ストレスレベルが高くなってしまうと、自律神経の乱れを引き起こし、やる気がなくなり、体の不調を生じます。

でも、**人間関係のストレスは考え方ひとつで変化させることができます**。例えば、会社の上司から頼まれた仕事。頼られているからと安請け合いしていませんか？仕事に多少のストレスを抱えますし、残業したらメンタルにダメージを蓄積するので、断ることも大切。断ることで一時的なストレスは抱えますが、長期的に見れば、働きやすい職場環境を作ることにも繋がります。

プライベートな付き合いも同じ。高圧的な人や自分勝手な人。あなたのことを利用してやろうと思っている人や、言葉だけで付き合う人。そういった正しくない人間関係や対等でない繋がりは、長期的に見ると人生に悪い影響を与えます。

今ある人との繋がりでストレスを抱えているものはないか、定期的に自分の交友関係を振り返るのは大事。もし、この本を読んでパッと「あの人」がそうかも！　と頭に浮かんだ人がいたら、そこから段々と距離を置き、スパッと連絡を断ちましょう。また、**新たに付き合う人を見つけるときも「本当にストレスなく付き合える」「一緒にいると楽しい」といった視点で、良し悪しを見極めることが重要です**。

優れた人ほど人間関係の断捨離を行っている

人との出会いは大切ですが、その繋がりには限りがあります。人間関係がストレスの原因になっている場合は、本当に必要な付き合いなのか考えてみましょう。

距離感が近すぎる人

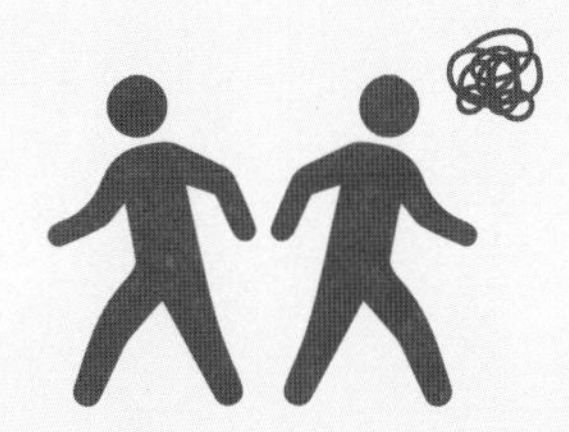

意見が合わない人

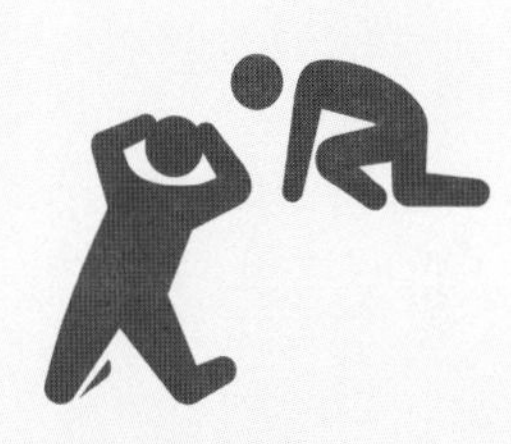

感情的な人

ストレスなく断捨離を実施するコツ

断捨離といっても、今日からパッと友達やめます！　と宣言するわけにもいきませんよね。そこで4つの正しい断捨離方法をご紹介します。

1. 断捨離する人を数人メモに書き出す
2. 返事やメッセージを返す回数を減らす
3. お誘いを断ってみる
4. 今いる友人や新たな関係を大切にする

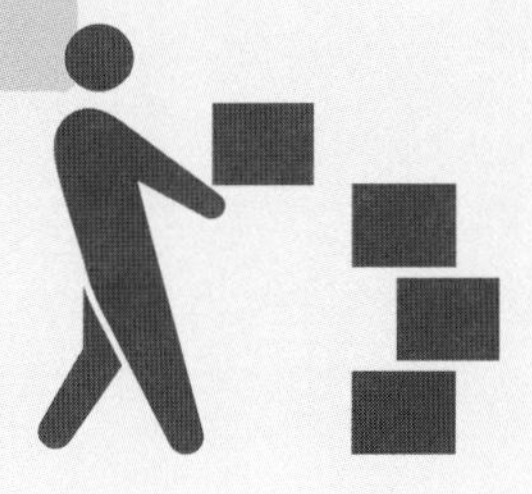

体の状態から見る自律神経4タイプ

あなたの今の状態は？

　心因性腰痛のきっかけとなる自律神経の乱れ。交感神経が優位になる場合もあれば、副交感神経の働きが高まるなど同じ自律神経でも次ページのように、バランスが変化します。まず、一番理想的なのは【①絶好調タイプ】の状態。交感神経と副交感神経が正常に朝と晩で交互に高まるため、体の不調がない状態です。たくさん働いても、翌日にはしっかり回復します。その他の状態になっている人は右上を目指しましょう。**【②頑張り過ぎタイプ】は心因性腰痛に悩む人がなりがちな状態です**。交感神経が高まることで興奮状態になり、副交感神経への切り替えがうまくできません。**現代人に非常に多く、不眠、冷え性、下痢などの症状を引き起こします**。

　【③のんびりタイプ】は、②と逆に副交感神経の働きが活性化された状態です。お昼に交感神経が高まらず、眠気がとれず一日中活力がない状態になってしまいます。

　【④お疲れタイプ】は、どちらの働きも低くなっている状態。安眠ができず、日中も調子が上がらない状態です。**ストレスや生活習慣などが原因で自律神経のバランスが取れなくなってしまっています**。腰痛だけでなく、メンタル的な不調も感じやすい状態にあります。

　①の最適な自律神経の状態にできるよう、生活習慣を改善しましょう。

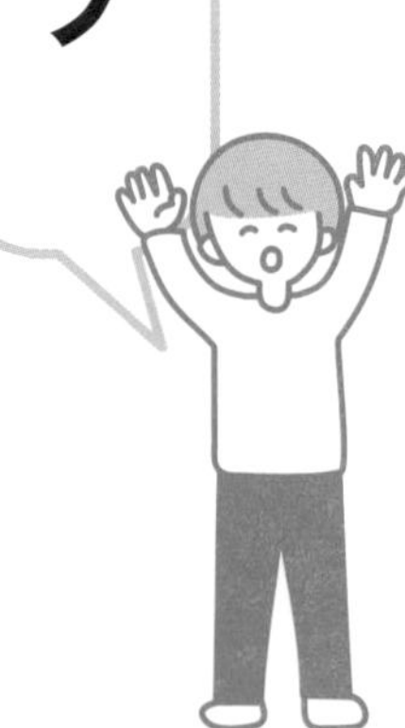

あなたの自律神経はどのタイプ？

縦軸：交感神経（高〜低）　横軸：副交感神経（低〜高）

① 絶好調タイプ

交感神経と副交感神経のバランスが取れています。昼はより活動的に、夜はしっかり休んで体力回復に努めます。忙しくなってもこの動きを維持できるように、自律神経を整えましょう。

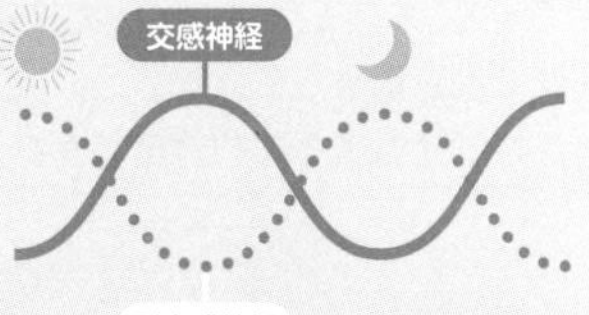

② 頑張り過ぎタイプ

心因性腰痛が発生しやすいタイプ。ストレスや過労により交感神経が優位になってしまっています。緊張状態のため不調を感じやすくパニック障害の危険性もある状態です。

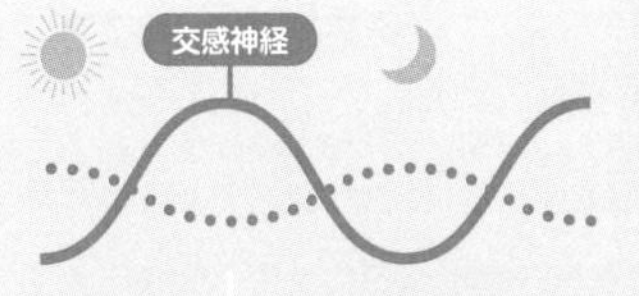

③ のんびりタイプ

昼にかけて本来優位になるべき交感神経が上がらず、日中も眠気が取れない元気が出ない状態に。仕事などに支障が出る可能性もあるため交感神経の働きを高めましょう。

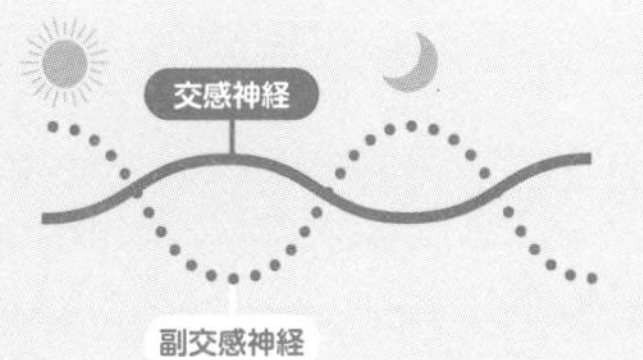

④ お疲れタイプ

交感神経と副交感神経のどちらも低くなってしまっている状態。起床してもやる気が出ず、深い眠りにもつけないため、ずっと不調状態が続き、メンタル的な不調も起こりやすくなります。

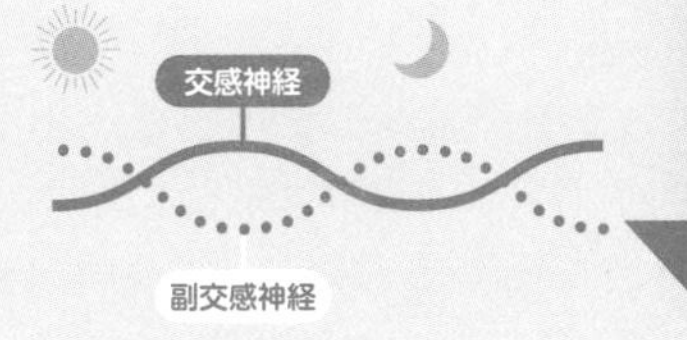

column

コロナ後遺症と自律神経

本書を読むことで体の重要な部位である自律神経が意外と簡単に乱れやすいということが、わかると思います。現在猛威を振るっている新型コロナウイルスとの自律神経の関係性も少しずつ見えてきました。

コロナ感染へのストレスと自律神経の乱れ

感染リスクの解明や、ワクチン整備など、人類のコロナに対する包囲が始まりました。しかしながら、生死を分ける重篤な症状と感染力の高さはまだまだ脅威です。そういった**見えないウイルスに対する精神的ストレスというのは知らず知らずのうちに積み重なっているもの。ウイルスに対してノーガードでいたり予防策を過信するのはもちろんいけません**。でも、多くの人はコロナ前よりもストレスを溜めてしまっているということを理解することが大事です。

その上で、新たなコロナ時代開始後のストレスケアを自分なりに考えてみましょう。お家カラオケやお取り寄せグルメ、プラモデル製作、映画や読書など、自分なりの楽しみ方やストレスを解消する方法を探してみてください。

コロナ感染後と自律神経

不幸にしてコロナに感染してしまった後の味覚障害や体調不良。コロナは完治しているはずなのにだるさや呼吸がしづらいといった症状が続く後遺症については、自律神経が大きく関係している可能性があります。

後遺症に多いといわれる、呼吸困難、めまい、味覚障害、関節痛、頭がぼーっとしたり倦怠感が続くなどというのは、自律神経失調症にも多い症状です。「コロナにかかってしまった」「怒られるかも」「実家にも帰れない」……そういった強いストレスによって自律神経が乱れていることも原因かもしれません。

完治後は、心も体も無理をせずにゆっくりと普段の生活に戻していくことが大事です。インフォデミックという言葉があるように、コロナ後遺症を調べて自分が同じようになると錯覚するのも、それはそれでストレスを受け自律神経に悪影響を与えます。

まだまだコロナの影響は少なくありません。だからこそ、正しい付き合い方を学ぶ必要があるのではないでしょうか。

第3章

原因不明の腰痛が改善する最強の方法

- 行動編 -

規則正しい生活が自律神経を整えるカギ

自律神経のリズムは時間帯で変わる

自律神経の働きは、朝と夜とで大きく変化します。まず朝ベッドから起床しようと体が起き始める午前6時。交感神経が副交感神経より優位になります。大体12時頃に交感神経はピークを迎え、副交感神経が18時頃から優位に。ピークの夜の24時に向かって上昇していきます。そして、また6時になると交感神経が優位になる。そんなルーティンが365日、自然と体の中で刻まれています。

このリズムは、メトロノームのようにリズミカルに波打っているのですが、働き過ぎや夜更かしであったりちょっとしたストレスがかかるだけで波の出方が変わってしまいます。また、じつは人間の体内時計は25時間となっており、地球の自転周期の24時間とズレがあります。しかし、通常そのズレも自然に修正しながら生活しています。特に若いうちは、一時的な波の変化があったとしても、ちゃんと戻るという働きが作用してくれます。しかし**男性は30代、女性は40代頃になると、副交感神経の働きが低下して、結果、波は歪むことに。**しかも、歪みと普段の生活をなんとか合わせようとすることはストレスの原因にもなります。逆を言えば、正しい自律神経の波に合わせて仕事や遊びをするだけで、ぐっすり眠ったり、活動的になれるのです。自律神経の働きに沿って、規則正しい生活を目指して行動してみてください。

体の重要な器管を司る自律神経の役割

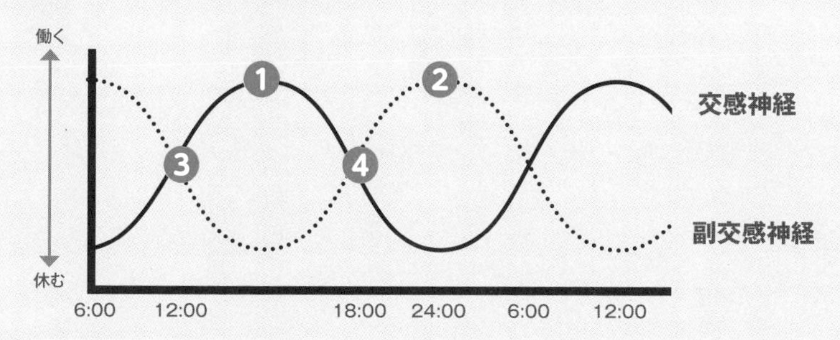

❶ 交感神経の活動ピークは昼の12時。朝起きる時間が遅くなるとこのピークは段々と遅くなっていきます。

❷ 副交感神経の活動ピークは夜24時。夜更かしをすると副交感神経のリズムが乱れます。

❸ 午前6時頃になると交感神経が副交感神経より優位に。体が段々と覚醒状態に切り替わります。

❹ 午後6時を過ぎると副交感神経が優位になって、体が眠る態勢に。

男性30代、女性40代から波が崩れやすくなる

自律神経の波は、加齢や生活習慣によって大きく変化します。特に原因不明の腰痛に悩む人は下記のように、副交感神経が十分に高まらず血行不良が起きている場合が多いです。若ければ自然とズレた波を正す動きが働きました。しかし、歳を取るとその能力が低下。交感神経優位が続き、ぐっすりと眠れなくなります。

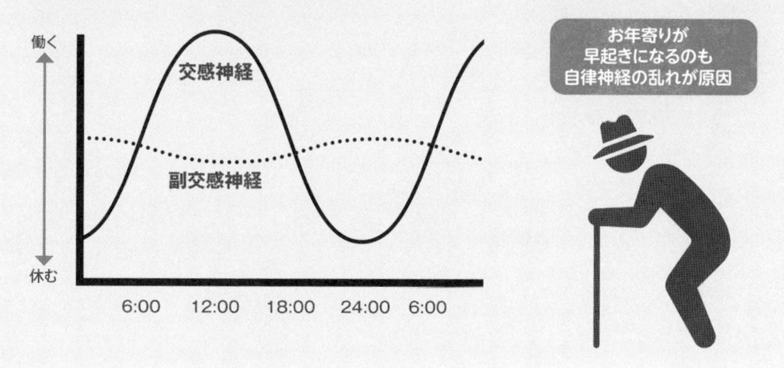

今より30分前に起床しよう

ゆとりのパターンで人生が好転

自律神経の乱れがちな人を観察すると朝にストレスを溜める人が非常に多くいます。あと5分とギリギリまで寝てしまう人は朝の段階で交感神経より副交感神経が優位になっているからです。

朝に活力やモチベーションを持ってくるためには、まず今より30分前の起床を目指しましょう。ちょっと早く起きる。それだけで気持ちに余裕が生まれて、働きたくない・行動したくないというストレスがない朝を迎えることができます。逆にギリギリまで寝るほうがストレスが大きいのです。

いつもより早く起きた朝は、まずはコップ1杯の白湯(さゆ)や常温の水を飲んで内側から体を整えていきます。朝は1杯のコーヒーから始めたいというコーヒー好きも多いと思いますが、いきなりカフェインを入れるよりも最初の1杯は白湯がオススメ。そして、家の周りを5分でいいのでウォーキングしてみましょう。太陽光に当たることで体内時計がリセットされ、幸せ成分のセロトニンが生成されます。また、朝起きたらゆったりとストレッチをするのも体のほうから自律神経を整える良いきっかけ作りに(85ページを参照)。

他にも朝はテンションの上がる音楽を流して脳を活性化させたり、味噌汁やスープで新陳代謝を上げるといったルーティンを組み込む。それだけで、朝に自律神経が整います。最高の1日のはじまりを明日から実践してみてください。

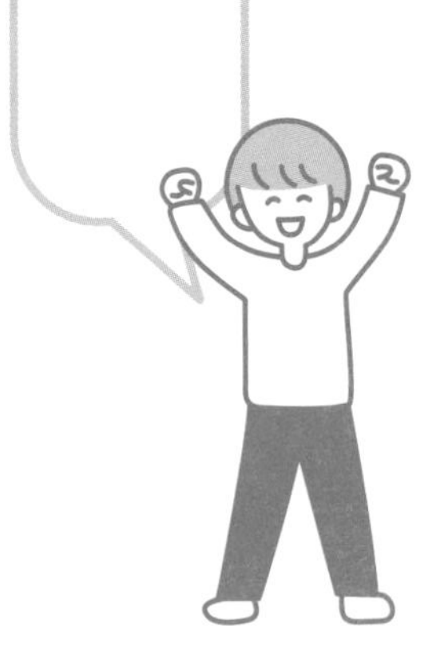

朝ストレッチで自律神経が整う

体を活性化させるために、外出ができない日はおうちでストレッチ。筋トレだと刺激が強いですが、ゆっくりとしたストレッチなら体も心も整います。仕事や活動前にストレッチ癖をつけるのがオススメです。

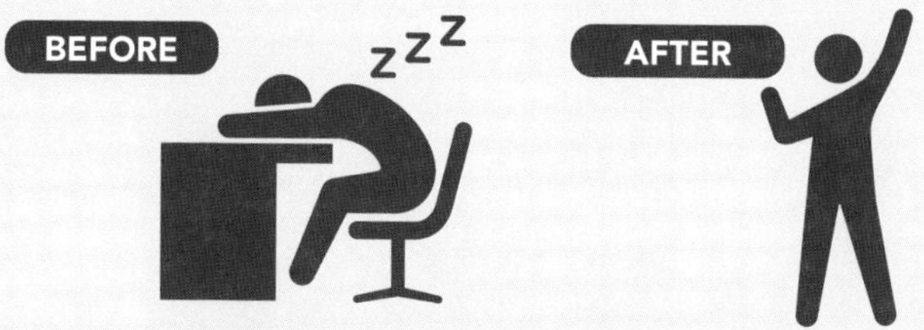

スープや味噌汁で1日の代謝がUP

水と同じく、内臓から自律神経を整えてくれるのが朝ご飯。スープや味噌汁は体温の上昇と血糖値の急上昇を抑えてくれます。しかも、早くから活動することで代謝も高まります。

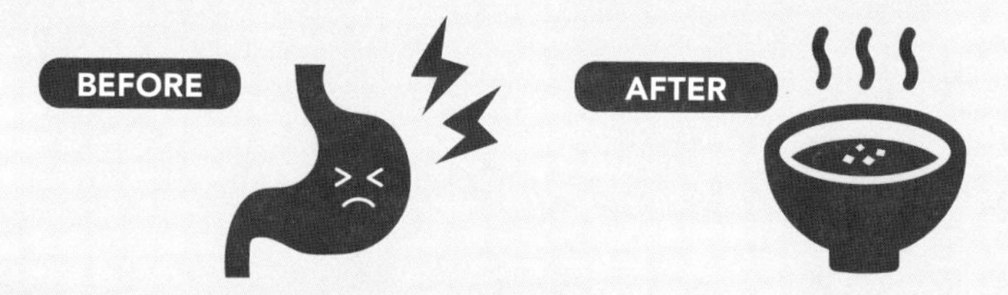

朝のミュージックも効果的

活動的な状態になるためには音楽もオススメ。そこで、好きな曲でモーニングミュージックを準備してみてはいかがでしょうか？　曲選びで大切なのは『一定のリズム』であること。規則正しいテンポの曲は自律神経に効果的です。

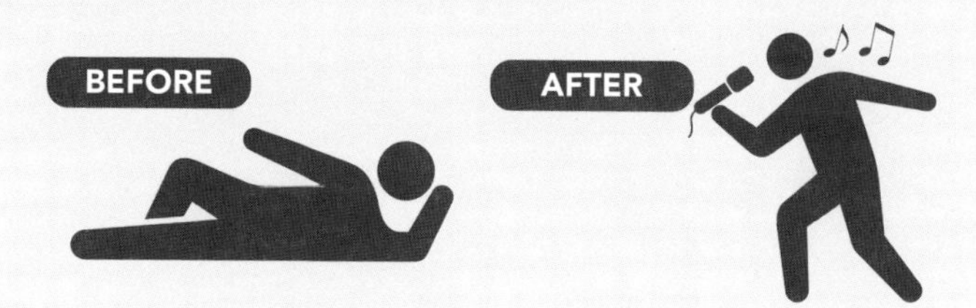

体がよみがえる『水のチカラ』

さわやかな気分を体の内側から

人間は睡眠中にコップ1杯分の汗をかくといわれています。朝起きたとき、喉はそれほどかわいていないけれども、体はプチ脱水状態に。それに気がつかず動き始めると、体の調子が悪いなぁと感じるだけでなく、自律神経にも良くありません。こうした朝のリズムは夜まで影響を与えるため、心因性腰痛の改善のためにも、起き抜けの行動は大事です。

一日をシャキッとさせ、脱水症状を防ぐために行うべき行動は、**ズバリ『1杯の白湯や水を飲むことです**。たった1杯の水は、胃の負担が小さく吸収も良いです。内臓が動き出すことで、交感神経が働き出します。その結果1日の起床後、早めの活動が可能になります。そして、その習慣を続けることで便通や肌トラブル、睡眠にまで好影響が期待できます。水のとり方のルールは2つ。まず、**コップ1杯の水は一気に飲まないこと**。たくさんの水分を一気に入れるのは、胃に刺激が強いので、ゆっくりと内臓をいたわりながら起こしていくイメージで飲むといいでしょう。2つめは、**冷たい水はNG。常温やぬるめの白湯のほうが胃の負担が小さく、吸収も良いです**。1日で1～2L程度の水を取るように心がけましょう。朝だけでなく、日中もこまめに水分を補給する癖をつけると隠れ脱水状態を防ぎ、自律神経が整うきっかけを作ることができます。

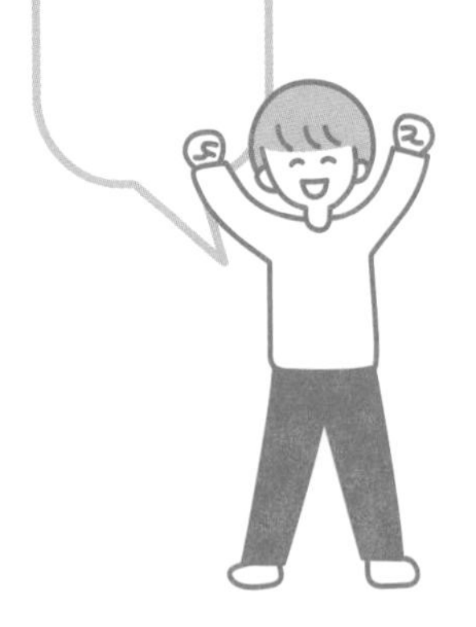

一杯の水があなたを大きく変える

Q 期待できる効果はどういうもの?

自律神経が整い、冷えやむくみなど血流改善が期待できます。

Q 朝ご飯と水どちらを先にとったほうがいい?

水です。朝ご飯を食べる30分前にとると胃腸の活動を促進してくれます。

Q 何で水を飲むと改善されるの?

食べ物よりも液体のほうが消化のスイッチが直ぐに入るから。

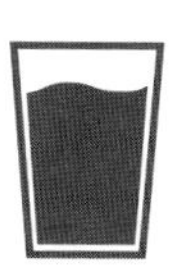

Q 一気に飲んでイイですか?

できるだけゆっくりと飲んでください。

Q コーヒーとか牛乳とかじゃだめなの?

1杯目は水や白湯をオススメします。

Q 水を飲まないとどうなるの?

老廃物の排泄、末梢神経の活動などを阻害する可能性があります。

Q 1日に水はどれくらい飲むべき?

大体1～2L 程度飲むと良いとされています。

Q 下痢とか頻尿にならない?

冷たい飲み物を一度に飲むのはやめましょう。

自律神経が整うストレッチとスクワット

朝のダラダラをシャキッとさせる

腰を痛めると動かすのが怖かったり億劫になるものです。しかし、心因性腰痛に限らず適度な運動をすることで、痛みを退けることにも繋がります。特に**朝と夜に、ストレッチとスクワットをするだけで自律神経を整えられます**。

まずはストレッチで体の筋肉をほぐしていきます。コツは大きな筋肉をゆっくりと、深い呼吸をしながらほぐしていくこと（左ページに記載）。無理に腰をぐりぐり回したり、勢いをつけてストレッチをやってはいけません。気持ちいいと感じるぐらいの力をでストレッチをしていきます。

そして体が十分にほぐれたら次はスクワット。

スクワットは、人間の筋肉量が一番多い下半身の運動をひとつの動作で行えます。腰の痛みだけでなく、**下半身のポンプ機能を促進し、全身に血液が回ることで肩こりなどにも効果があります**。最初は無理せず数回だけでも大丈夫です。毛細血管まで血の流れが良くなり、その結果、脳から足先まで温まり、不調も改善。脂肪燃焼や筋力アップも期待できます。スクワットもストレッチと同じく、素早く行わず1回8秒ぐらいのゆっくりとした動きを行いましょう。

ちなみに夜はもう少し回数や強度を上げてもOKです。お風呂に入った後のぼーっとスマホを見る時間をストレッチやスクワットタイムに変えるだけで、眠りへの入り方が大きく変化します。

しっかり自律神経が整うスクワット

スクワットは下半身全体の筋肉を動かす運動です。繰り返し行うことで、下半身のポンプの機能により全身に血液が流れていきます。ぜひ実践してみてください。

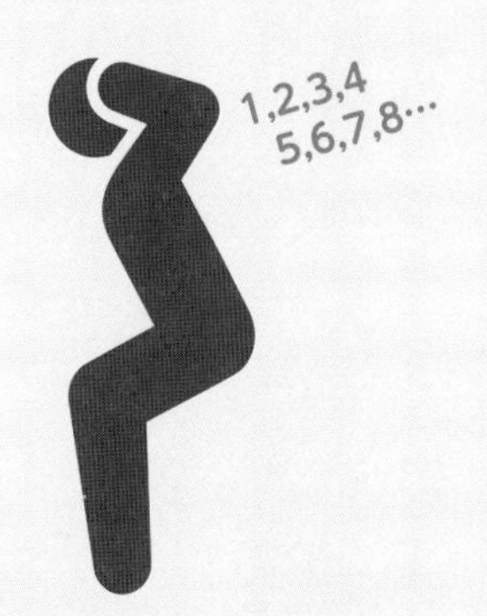

正しいフォームでスクワット

1. 深い呼吸をする
2. 背筋はまっすぐ、胸は開く
3. 両足は肩幅に、かかとを浮かせない
4. 膝が90度になるまで腰を落とす
5. 4秒かけて腰を落とし、4秒かけて戻す
6. これを朝夜20回程度行う

体をお休みモードにしてくれるストレッチ

副交感神経を優位にしてくれる、ベッドの上でできるストレッチもオススメ。リラックスしながら腰やお尻の血流を改善します。腰の痛みがある人は、痛みが出ない範囲で行いましょう。

- 胸を伸ばすイメージ
- よつんばいから、お尻を引く
- あごは上げすぎない
- 一番伸びたところで数秒キープ

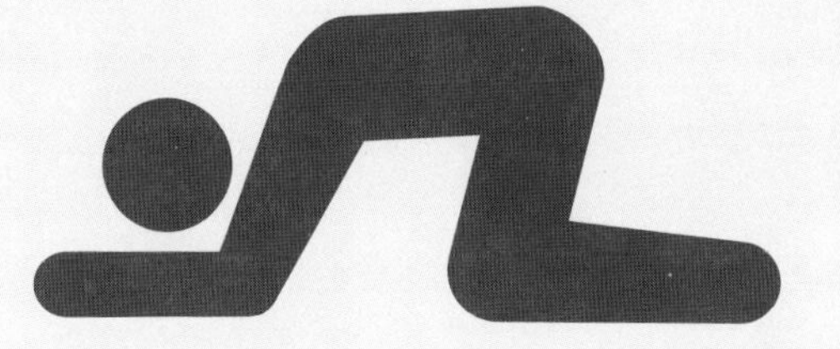

39～40℃のお湯でリラックス

湯船には必ず浸かろう

自律神経を整えて腰痛を改善するためには、血流を良くすることと、質の高い睡眠が大切です。そのために重要な役割を果たすのが毎日の『お風呂』。しっかりと湯船に浸かって体の深部体温を上げることで、血流が良くなり副交感神経も優位になります。その結果、深い睡眠に入ることができて、疲れも取れます。ここではそんなお風呂の効果を最大限に高める入浴法をご紹介します。

①温度は39～40℃の湯船　②入浴時間は15分程度　③全身浴5分、半身浴10分。この方法を実践するだけで入浴の効果を高められ、体を温めることができます。まず、温度は少しぬるいかな？と感じるくらいの39～40℃に設定します。熱いお風呂が好きな方もいると思いますが、熱いお湯は交感神経が優位になってしまうため、入浴はぬるめが基本。15分程度浸かることで深部体温が徐々に上がっていきます。その際、首までしっかり5分程度浸かり、残りの10分はお腹が浸かるくらいの半身浴が効果的です。また、お風呂を出た後も大切。夏場はクーラーの効いた部屋に飛び込みたくなりますが、それはNG。**少し汗ばむくらいの自然な室温でゆっくりと体温が下がっていく過程で、副交感神経が優位になり、自然と眠気も出てきます**。脱水にならないよう、コップ1杯の水も忘れずに。しっかり入浴することは体調を改善する手助けになりますので、ぜひ実践してみてください。

シャワーよりもお風呂が優れている理由

シャワーは軽く汗を流すのには適していますが、深部体温を温めるためには湯船に入ることが重要です。腰痛や体質改善のためにはしっかり浸かりましょう。

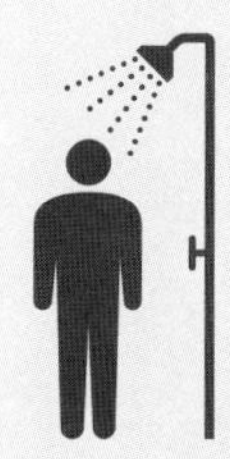

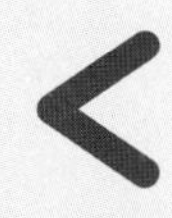

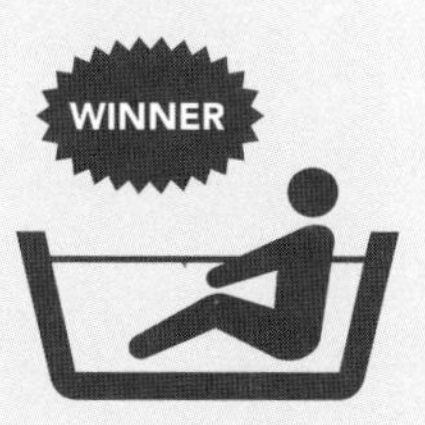

質の高い睡眠に誘う正しい入浴法

① お湯は39〜40度

ちょっとぬるめにすることで、しっかり入浴できます。熱いお湯では交感神経が優位になってリラックスできません。

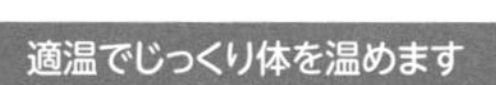

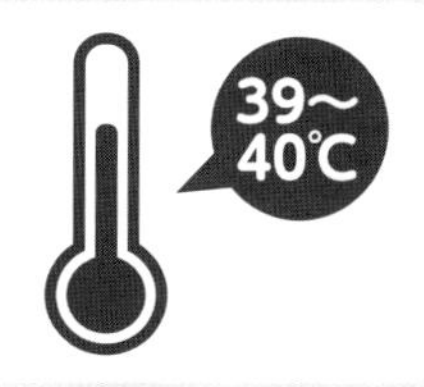

② 全身浴5分

首までしっかり浸かることで、全身を温めます。

しっかり首まで温まりリフレッシュ

③ 半身浴10分

お腹や腰部分の血流を改善してくれる半身浴。湯冷めも減り、季節を問わず疲労回復にも最適です。

お腹回りを温める

質の高い睡眠がとれる夜の過ごし方

深い眠りに必要な準備とは

自律神経を整えて心因性腰痛を改善するためにも睡眠は非常に重要です。質の高い眠りにつくことができれば、翌日の体調やメンタルにも大きなメリットがあります。逆に、交感神経が優位な状態で寝ている『緊張型睡眠』などになってしまうと、眠りが浅く、疲れが取れずに体調も良くない状態になってしまいます。しかし、寝る前の行動を少し変えるだけで、睡眠の質を高めることは可能です。まず、夕食は寝る3時間前までに終えるのが理想。夕食後すぐに寝てしまうのは寝ている間にずっと消化活動をしているため、胃腸に負担がかかります。また、前項で紹介しましたが、しっかりと入浴をすることは、質の良い眠りの基本なので、しっかりお風呂に入るようにしましょう。さらに自分の好きなアロマオイルなどを焚くのもオススメ。ラベンダーの香りなどは高いリラックス効果も期待できます。布団に入ってからもスマホやテレビをずっと見ているような状態は避けましょう。ブルーライトで目の疲れが発生する上に、**情報が脳にたくさん入るのも交感神経の働きを高める一因になります。就寝の30分前には電源をオフにして眠りにつくのが大切です。**仕事の関係などでバタバタと忙しい人だと寝るのが夜遅くなってしまう人も多いとは思いますが、質の良い睡眠は体調に直結しますので、できるところからぜひ取り入れてみて下さい。

眠りが浅くなるNG行動

質の良い睡眠を目指す上でのNG行動があります。どれもやってしまいがちな行動ではありますが、できるだけリラックスできる環境になるよう心がけましょう。

緊張型睡眠になってしまう

①夕食後にすぐ寝る
②シャワーのみで済ませる
③お酒をたくさん飲む
④寝る直前までスマホを見る

ぐっすり眠れる睡眠習慣

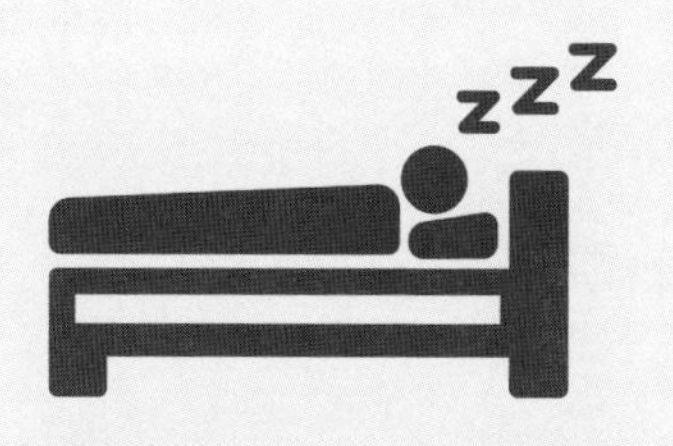

リラックスできる環境に

①夕食は寝る3時間前に終える
②しっかりお風呂に入る
③ラベンダーの香りなどを活用
④寝る30分前にはスマホを切る

体と心がリラックスできる環境を作ってあげることが大切です。スマホ、テレビ、ゲームなども楽しいと感じるものではありますが、眠る30分前には終えて、目や脳を休めてあげましょう。

心の不調は腸に現れる

ストレスが原因で腰痛になる？

自律神経を考える上で、切っても切れない関係にあるのが『腸』です。

緊張状態が続いた時や、朝の通勤電車内で途中下車ができないようなプレッシャーがかかる状況になった時、腹痛が襲ってきた……という経験はありませんか？ このように、**特に命に関わる病気ではないけれども便通異常や、それにともなう腹痛が続くことを、『過敏性腸症候群』といいます。**

なぜこのような症状が起こるのかというと、緊張やストレス状態で自律神経が乱れると、腸にけいれんが起きて排便のリズムが崩れるからです。一度この症状が現れると、また同じ状況が訪れた場合、「また腹痛になるかも」という不安がその症状を引き起こしてしまうことも。

さらに、腸は血液を作り出したり、腸内細菌が人間の免疫力を生み出すため、腸が不調だと血液がドロドロになり、血流が悪化したり、風邪をひきやすくなったりします。そうなることで、体に不調が生じ精神的にも不安定な状態になってしまうのです。

さらに、幸せを感じさせる物質、セロトニンの約95％は腸壁で作られています。腸が元気になってセロトニンが分泌されれば、幸福感ややる気を感じる機会が増え、ストレス軽減に繋がります。心と腸の繋がりがわかれば、次項からさっそく腸を労る行動を実行に移していきましょう。

なぜ心の不調はお腹に現れるの?

腸は栄養の消化吸収、不要なものの排出、免疫細胞や、血液、ホルモンの生成などに大忙し。その分、強いストレスや緊張、食生活の乱れなどの悪影響を受けやすい場所でもあります。

ストレスを感じると腸がけいれんを起こす

腸内環境が悪化するとセロトニンが作られなくなり、気力が低下、うつ病のリスクも

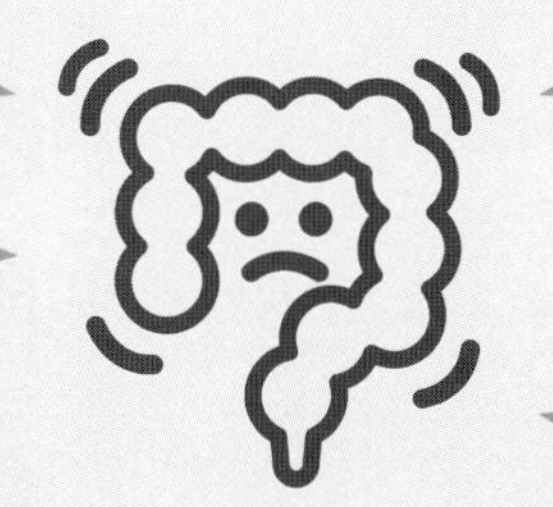

悪玉菌が増えると血液がドロドロに! それが自律神経を乱す原因にも

睡眠不足や不規則な食事も腸に悪影響

過敏性腸症候群は現代人に多い

過敏性腸症候群は、ストレスや過労、体力低下、精神状態の悪化などから自律神経失調症と並んで発生する病気です。便通が不正常になるだけだと思われがちですが、この症状が出ているときには合わせて体調不良や精神状況の悪化などが発生しやすくなります。

- □ 激しい腹痛(冷や汗が出たり、我慢できない便意など)が、1日に数回起きる
- □ 便が水っぽい下痢になる
- □ うさぎのうんちのようなコロコロとした便が出る
- □ 残便感がある
- □ おならが続く
- □ お腹がゴロゴロ、キュルキュルと鳴る
- □ 最近大きなストレスになることがあった

1つでもチェックがある人は要注意

○○で腸の状態がすぐわかる！

うんちを観察してみませんか？

自分のうんちを観察したことがありますか？「毎日出ているから便秘ではない」と思っている方もいますが、**形状や回数なども腸の状態を知るバロメーターのひとつです**。すぐに流さずに一度よく観察してみてください。正常なうんちは黄色～茶色で、やわらか過ぎないバナナ状のもの。実際に持ち上げてみるのは難しいかもしれませんが、150～200gくらいでテニスボールよりやや大きい程度のものが正常とされています。

臭いも重要で、腸内環境が悪い場合はおならや便が異常に臭います。

そもそも、食べたものは小腸で栄養素や水分を吸収し、大腸へ移動して残りかすをうんちとして排出しているのですが、この移動を助けるために、**腸は収縮と弛緩の伸び縮みを繰り返しています。これを「ぜん動運動」と言います**。この動きが活発な場合は正常なうんちが排出されます。しかし、ストレスなどでけいれんが起きてしまったり、食生活の乱れや、自律神経のバランスが崩れることでぜん動運動の機能が低下してしまった場合、きちんとした排便が行われません。頻繁な便意に悩まされ、コロコロとした硬い形状、下痢のようなやわらか過ぎる水分が多すぎるうんちが排出されます。うんちを見れば腸内環境、生活習慣が一目瞭然なのです。今の腸の状態を判断する指標として今日から活用してみてください。

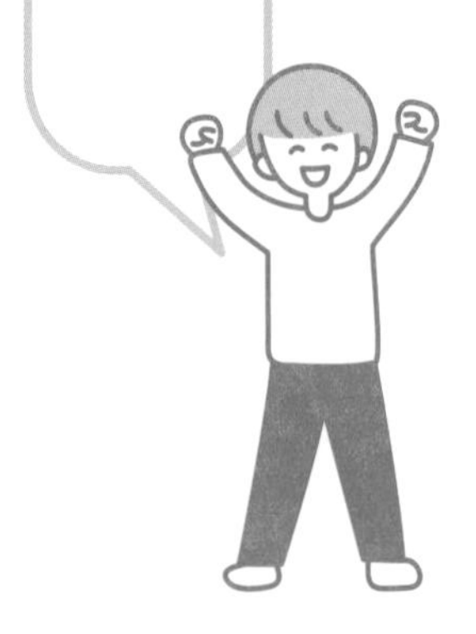

5秒でできる【簡単うんち診断】

通常、トイレで排泄をしたらすぐに流してしまうと思います。しかし、そこはちょっと待って。うんちの状態であなたの体調がわかります。流す前に5秒だけでいいので、うんちを観察してみてください。真ん中のうんちが、正常な便です。

正常な便

やわらか過ぎない
バナナ状

明るい黄色～茶色の
1本だけ出る便

ウサギ便型

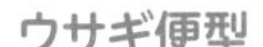

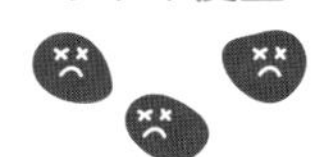

コロコロとうさぎの
うんちのようにでる便

軟便型

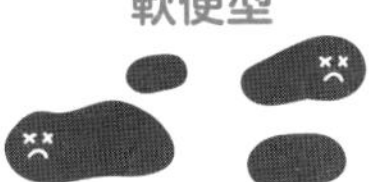

残便感のある
やわらかい便

固いスティック

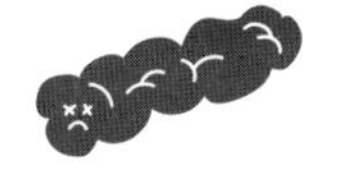

歯を食いしばらないと
出てこない硬い便

水や下痢型

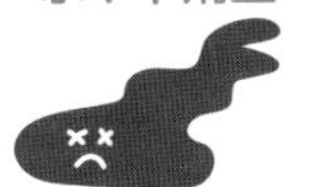

水っぽく原型のない
下痢のときの便

腸の状態が良いと、どういううんちが出る？

正常な便がどういうものか、もう少し踏み込んでご紹介します。個人差はありますが、以下のような傾向があると良い便ですので、観察してみてください。

- バナナ状で持てるぐらいのやわらかさ
- 臭いがキツすぎない
- 重さは150～200g（テニスボールよりやや大きめ）
- 色は明るい黄色～茶色
- 毎日同じタイミングで出る
- 1日1回前後（数日出ないということがない）

腸をもんで自律神経を整える

腰よりもむべきは『腸』

自律神経と密接な関係があるのは脳ですが、それと同じぐらい腸も重要な器官ということがわかっていただけたのではないでしょうか。実は、交感神経が優位になり過ぎて自律神経のバランスが崩れた時、**腸の動きを良くすることで副交感神経を高めることが可能です。**しかも、腸はお腹をもむだけで簡単に活性化できる手軽さがあり、便の改善だけでなく脂肪燃焼効果やストレスケア効果も期待できます。まずは、【3分間腸もみ】をしてみましょう。左右の肋骨の下、左右の腰骨の上の計4か所は、左ページの図を見ていただくとわかるように、腸が大きく曲がっている場所で、便が溜まりやすいといわれています。ここを重点的につかむようにしながらもみましょう。呼吸は109ページで紹介している「1：2の呼吸法」を参考に行います。**しっかり腸をもみこむことで全体の動きを活性化させ、副交感神経の活性化を促せます。**これを朝、晩に3分間ずつやってみてください。まずは1ヶ月続けるだけで、大きな変化が得られるはずです。それでも不調が取れない場合は、【セル・エクササイズ】という全身の血流を高める体操も合わせて行いましょう。手のひらを頭の上でクロスさせ、左右に10回ずつ伸びるだけ。そして、ゆっくりと大きな円を描くように手を10回まわしましょう。呼吸は止めずにゆっくりとリズミカルに行うのがコツです。

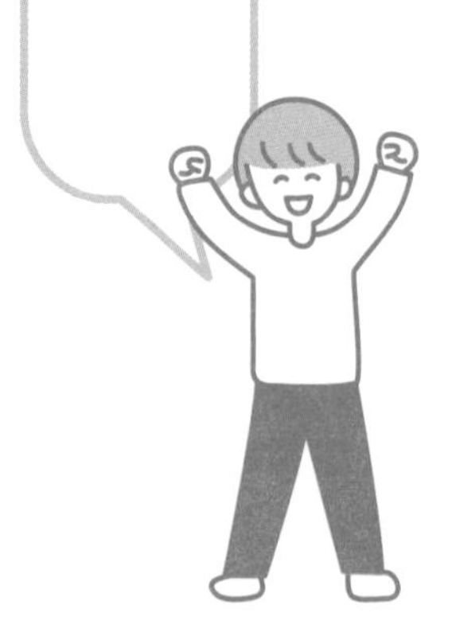

副交感神経の活動を高める2つのエクササイズ

腸の動きを活性化させ、副交感神経の働きを改善していきましょう。

❶
❷

肋骨の下
腰骨
この4か所に便が留まりやすい

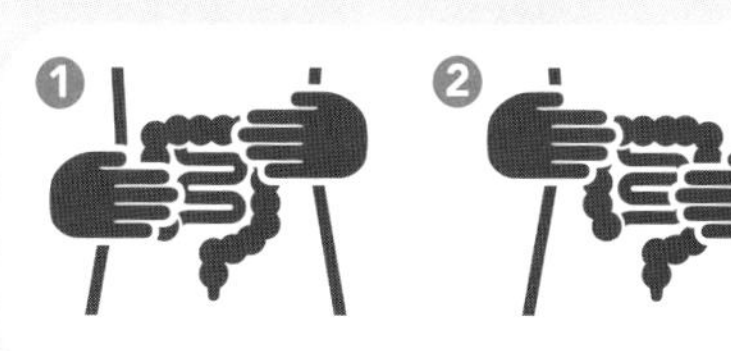

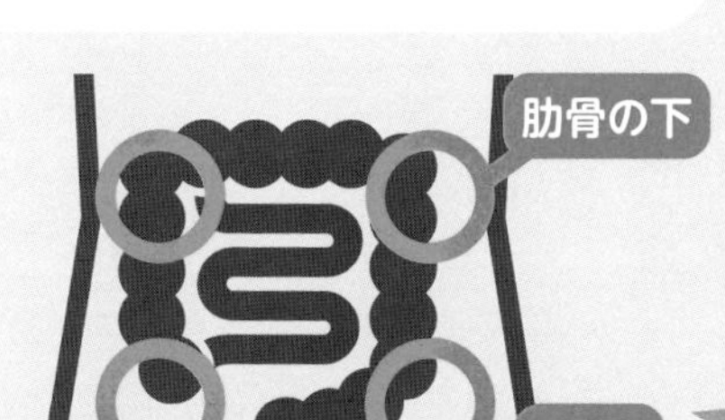

3分間腸もみ

❶ 左右の肋骨の下と左右の腰骨の上に手を置きます

❷ 3分間ゆっくりともみます（お腹ではなく、中の腸をもむイメージ）

期待できる効果

自律神経を整える、便の正常化、減量効果

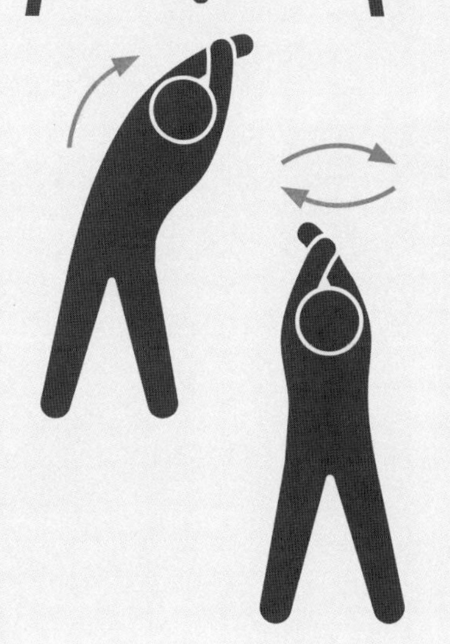

セル・エクササイズ

❶ 頭の上で手をクロスさせ左右に10回ずつ伸びる

❷ 手をクロスさせたまま、頭の上で円を描く（腰は曲げずに手を動かすイメージ）

期待できる効果

自律神経を整える、ストレス解消、リラックス効果

腸内環境を整える朝昼晩の食事術

食事のタイミング、比率が重要

腸内環境を整えるには、朝昼晩の食事を正しいタイミング、比率で食べることが重要です。**正しいタイミングとは1日3回、食事と食事の間は5～6時間空けて食べるというもの。腸は食べることで刺激が加わり、動き出すからです。**ただし、食べ過ぎて疲弊させてしまっては逆効果。食べる量（比率）にも注意が必要です。

自律神経を整えることを考えた場合は、1日のうち朝食が一番大切です。寝ている間に休んでいた腸を起こしてくれるからです。腸が動き出すことで副交感神経の働きがスムーズになり、血が全体めぐり、体も温まります。何より、朝、余裕を持った生活が送れるようになるだけでも、ストレス軽減に繋がります。

逆に**朝食を抜いて、昼食をがっつり食べてしまうのは、血糖値の急上昇や腸の過度な負担に繋がるので注意が必要です。**朝食を抜いてしまった場合、昼食はドカ食いに注意しましょう。夕食は好きなものをおいしく食べて構いませんが、消化にいいものを意識すると良いでしょう。そして21時前に食べ終わるのが理想。より遅くなる場合は、軽めに「夜4を半分の2」にする、スープや味噌汁など胃や腸に負担のかからない食材&調理法を意識してください。すぐに寝てしまう場合は無理して食べなくてもOKです。

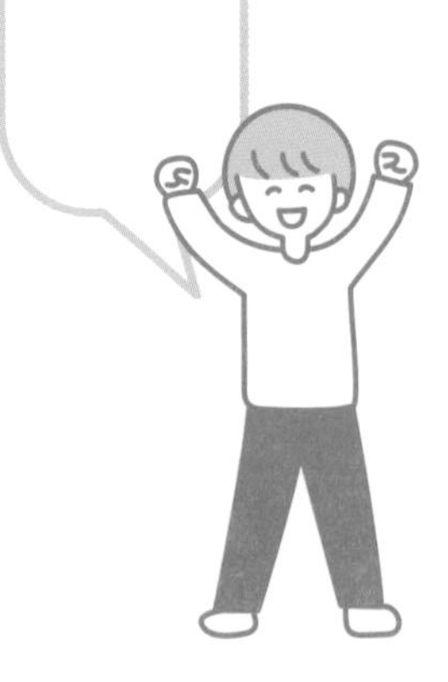

腸内環境を整える食事の割合は4:2:4

腸に刺激を与えるため、食事は1日3回。そして朝食をしっかり!が理想です。朝食に時間をとることで心に余裕ができ、昼食を軽くすることで午後眠くならずに活動できます。

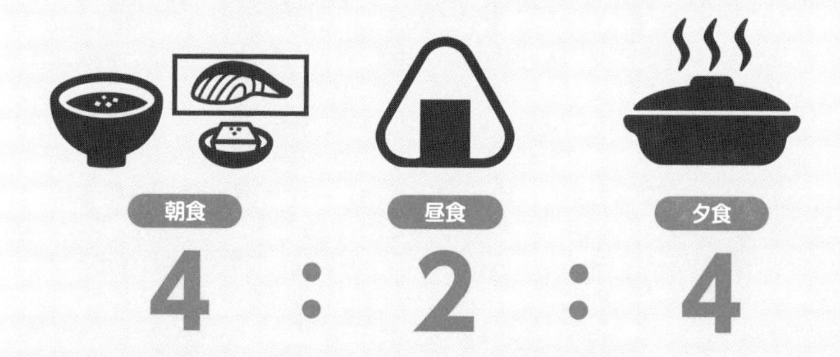

無理してリズムを追いすぎなくてもOK

腸に刺激を与えるという点で『1日3食』は大切ですが、無理して3回食べる必要はありません。

朝食を食べられなかった場合

昼食は胃に負担のないもの、血糖値が上がり過ぎないものを選びましょう

昼が会食などで食べ過ぎた

夕食は軽めのスープや味噌汁といった汁物や豆腐などがオススメです

夜9時以降に帰宅した場合

夜はいつもよりも軽めにし、半分ぐらいの量にしましょう

自律神経が整う炭水化物のとり方

朝昼晩で炭水化物の量をかえる

炭水化物は人間が生きていくために欠かせない栄養源なので、無理に抜く必要はありませんが、食べ方には注意が必要です。

炭水化物をガッツリ食べると血糖値が急上昇し、その際交感神経がグンと優位になります。そうなると、その後の反動で一気に副交感神経が優位になるため、急激な眠気、だるさを感じるように。

前ページで朝食をしっかり食べることとお昼を控えめにと伝えていたのはこのためです。

一番良い食べ方は、「炭水化物をメイン」にした食事は3食のうち1食にし、それ以外の2食はお茶碗に軽く一杯、おにぎりなら1個などにするということです。

炭水化物がメインの食事というのは、ラーメン、うどん、カレーライス、牛丼、寿司など様々ですが、お米よりも小麦粉を使ったラーメンやうどんの方が消化に時間がかかり腸に負担がかかるといわれていますし、炭水化物＋脂質の高カロリーな組み合わせは内臓に負担がかかり、自律神経を乱す原因になります。我慢のしすぎもストレスを溜めてしまうので、1日を通してバランスを取るようにしながら、炭水化物を上手に摂り入れましょう。

炭水化物を軽めにした際には、タンパク質を少し増やします。夜は消化にいいものを食べたいので、豆腐や納豆などの大豆製品がおすすめです。

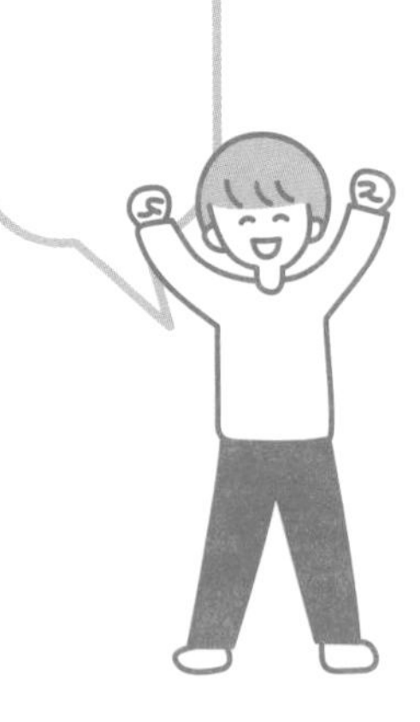

血糖値スパイクに要注意

食後の急激な眠気やだるさ…。それは血糖値の乱高下によるものかもしれません。血糖値スパイクと呼ばれ、それが続くと慢性的な自律神経の乱れや別の病気を誘発することになります。なので昼の炭水化物のドカ食いは絶対にNG。できたら時間をかけてゆっくりと咀嚼して食べることを心がけましょう。

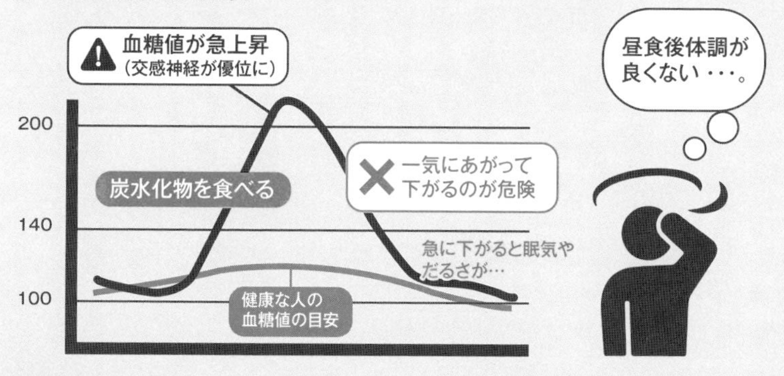

炭水化物は組み合わせを意識

「炭水化物」といっても、お米+焼き魚、おにぎりと味噌汁などの組み合わせと、ラーメン+チャーハンセット、パスタ+バゲットなどの組み合わせとではかなり違います。できるかぎり前者を意識し、高カロリーなものを食べる際はルールを決めて食べるようにしましょう。

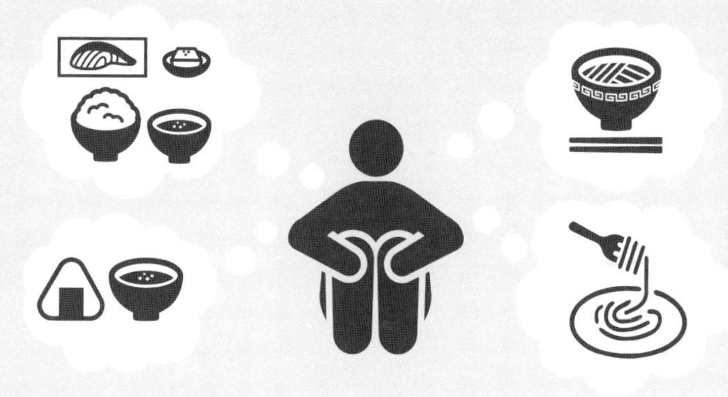

夕食は就寝の3時間前！21時を目安に

食後3時間は消化の時間に

食べたものを消化するには最低3時間かかり、小腸を通り過ぎるまでには約5時間かかります。胃腸に負担をかけないようにするためには、**食間は約5時間空けるのがポイント**。

さらに、食後は副交感神経が優位になり、その副交感神経によって消化、吸収の働きが促されるため、その働きを阻害しないために、就寝3時間前には食事を終わらせるのが大切です。

食後すぐに寝てしまう人は、消化吸収がうまくいかず、体脂肪を溜め込みやすい体質になってしまいます。さらに、交感神経が優位な状態で寝ることになり、脳が「まだ働いている」という信号を受け取るため、ぐっすり眠ることができず、睡眠の質も下がります。

また、胃に食べたものが残った状態で横になると「逆流性食道炎」になる可能性もあるので注意しましょう。

可能ならば21時より前に夕食は終わらせ、21時より前に自宅に到着できない人は、コンビニを活用し軽めの夕食をとるのも手です。帰宅後は、夜食や飲酒などはせず、入浴や趣味の時間にあてましょう。完全に胃腸が休まったタイミングでベッドに潜り込むことで、自律神経は本来の動きに近づいていきます。食事の時間を少し早めるだけでも、お腹全体をいたわることに繋がりますので、是非実践してみてください。

夕食は寝る3時間前に!（コンビニもかしこく活用）

朝食を7時に食べたら昼食は12時、夕食は17時以降がベストで、遅くても寝る3時間前の21時を目安に食べ終わるようにしたいもの。帰宅が間に合わない場合は、コンビニなども上手に活用し、消化、吸収が活発になる食後3時間をつくるように心がけましょう。

7:00
朝食
5時間
12:00
昼食
5時間
17:00以降
夕食
21:00
おそくても21時までに
24
夕食にオススメ!
コンビニ飯
・サラダチキン
・サラダ
・おでん
・冷や奴

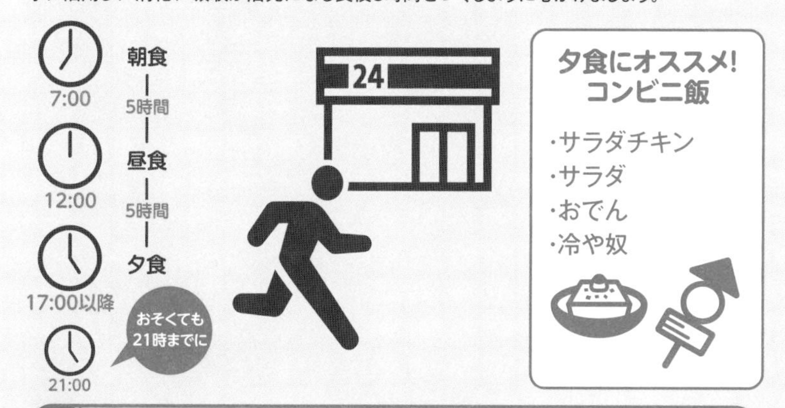

食後の行動、正解と不正解

人それぞれの生活リズムがあるので、夕食が21時以降になってしまうという方もいるかもしれません。そういった場合は、無理に合わせる必要はありません。食後すぐに寝てしまうことのデメリットなどを覚えて、自分にあったタイミングを見つけることが大切です。

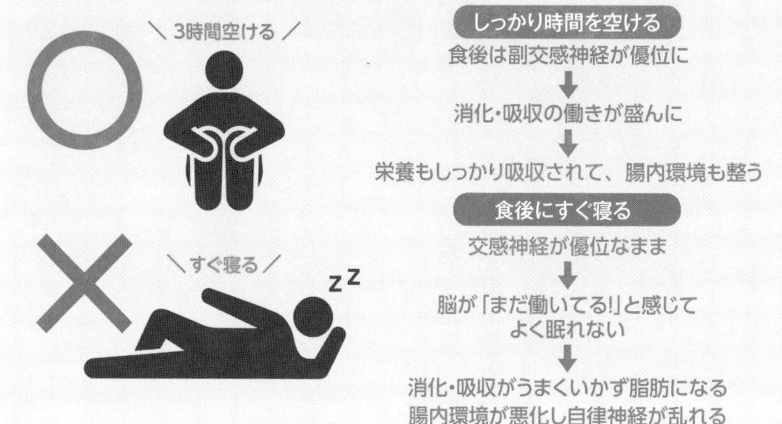

健康効果が高い魔法の飲み物

コーヒーを飲むと幸せホルモンが⁉

色々な飲み物がある中で、コーヒーの健康効果にも注目が集まっています。コーヒーに含まれるカフェインには、交感神経を優位にして体を活動的にする働きがあるので、目覚めの朝や集中したいときに飲むと、脳が刺激され、気分をすっきりさせてくれます。

交感神経が高まることで気持ちが高揚し、落ち込んだ気持ちをアップさせる効果も。末梢血管を拡張させる働きもあるため、血流もアップ。大腸のぜん動運動をスムーズにしてくれるので便秘解消にも効果的なのだとか。

カフェイン以外にも、**コーヒーにはポリフェノールの一種であるクロロゲン酸が含まれます**。抗酸化作用があるためシミ、シワの予防、ガンなどの病気の原因になる活性酸素を除去する働きがあります。

さらに、**腸壁で作られる幸せホルモン（セロトニンやドーパミン）の分泌量を増やす効果があることもわかっており、ハーバード大学の調査結果によると、コーヒーを1日2〜4杯飲む成人は男女ともにうつ病患者が少ないのだそう**。

しかし、こんなに健康効果の高いコーヒーも、飲み過ぎは逆効果です。カフェインの摂り過ぎは、交感神経を刺激し過ぎて自律神経のバランスを乱してしまうのです。就寝前のカフェイン摂取も良質な睡眠を妨げるので注意しましょう。

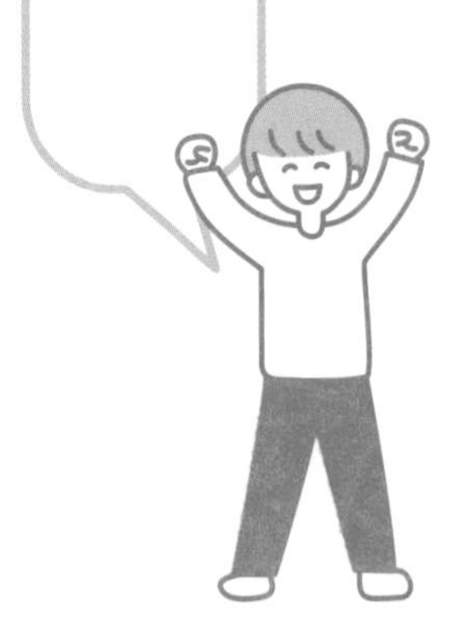

コーヒー1杯のうれしい効果

コーヒーに含まれるカフェインやポリフェノールにはこんなにたくさんうれしい効果が。

コーヒーの効果

ダイエット効果

カフェイン

交感神経を優位にして活動的に!　集中力もアップ
気持ちが高揚し、落ち込んだ気持ちが上向きに
末梢血管を拡張させるので血流アップ
大腸のぜん動運動を助け、便通改善

ポリフェノール(クロロゲン酸)

・シミ、シワの予防
・活性酸素を除去し、ガンなどのリスクを抑える

正しいコーヒーの飲み方

正しいコーヒーの飲み方を知ると交感神経を上手にコントロールできます。活動的な毎日になるようぜひ試してみて。

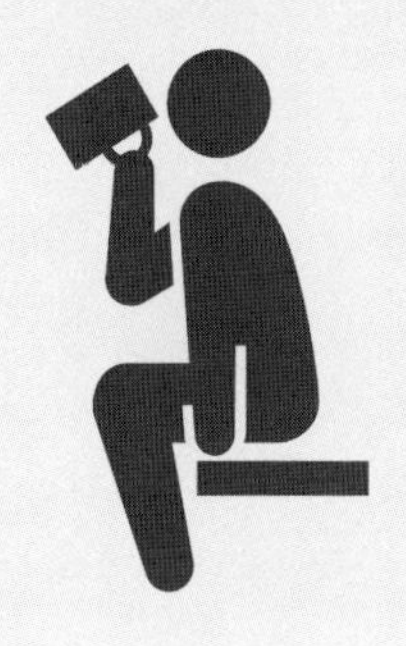

ホットで

内臓を温める効果が期待できるのはホットコーヒーのメリット。夏でもホットを選ぼう

寝る3時間前まで

副交感神経の働きを抑えると自律神経に悪影響が。寝る3時間前には飲むのを控えよう。

1日2～4杯まで

交感神経を刺激し過ぎたり利尿効果も強く出るので飲み過ぎはNG。

なるべくブラック

ミルクや砂糖は脂肪や糖質が含まれるので、なるべくブラックで飲もう。

ネットニュースやSNSはほどほどに

心を乱すような情報はなるべく見ない

スマホが普及したことにより、ＳＮＳやネットニュースなど、様々な情報を得られるようになりました。とても便利な反面、使い方を間違えると思わぬストレスを溜め込むこともあるので注意が必要です。**自律神経が乱れる原因として、『怒りの感情』**というものがあります。怒りは交感神経の働きを活性化するので、常に怒っているような人の自律神経のバランスは良くありません。人間関係でもそうですが、悪口を言われたり人の悪意が見えてしまうと、誰でも怒ったり嫌な気持ちになるものです。それはＳＮＳやネットニュースでも同ようで、**自分の投稿に対して匿名の誰かが攻撃してきた場合はもちろん、誰かが炎上しているのを見たり、ネットニュースでひどい事件を見て「この犯人は許せない」と思うような記事を発見するだけでも怒りの感情が湧いてきて、自分のストレスに繋がります。**また、スマホゲームなどを長時間スマホばかり見ている状態は、ストレートネックになって血流が悪くなったり、課金による大きな出費などの金銭的なストレスに繋がることもあるので、ほどほどにしておきましょう。ＳＮＳやネットニュースは必要な情報を集めることができるので、とても便利なものではありますが、自分にとってさほど重要ではなく、怒りの感情が湧いてきそうな情報はなるべく見ないようにして、自律神経を乱さないよう心がけましょう。

怒りの感情は自律神経を乱す

便利で役立つツールである一方で、SNSでの心ない書き込みや、自分には関係ないのに心が乱されるような情報も多い。怒りの感情で自律神経を乱さないよう注意しましょう。

なるべくみないようにしよう

① 芸能人のスキャンダル
② SNSでの中傷書き込み
③ 悲惨な事件のニュース

この芸能人、不倫したらしいけど許せない!

スマホゲームとの向き合い方

最近は様々なジャンルのスマホゲームが登場しています。しかし、熱中して長時間スマホばかり見ていると、同じ姿勢でずっといるために首の筋肉が凝り固まって血流が悪くなるなど、体にとっては良くありません。また、課金すればするほど強くなるゲームも多く、ゲームに勝っても金銭的なストレスがあったり、負けると悔しくてさらに熱中してしまったりするので、ゲームもほどほどにしましょう。

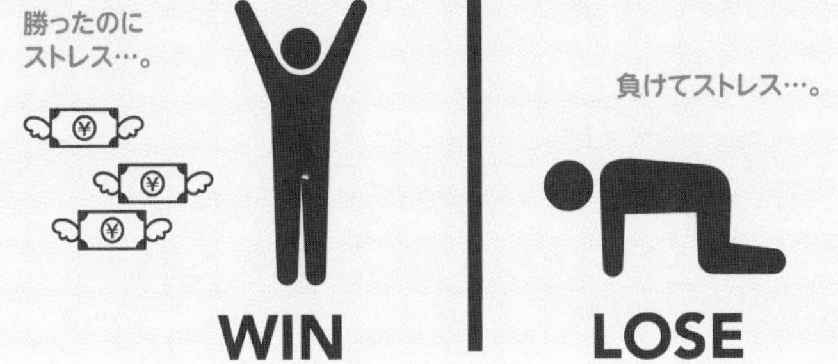

汗ばむ程度の運動は自律神経に◎

たった20分の散歩で体メンテナンス

ジムに通うほどの時間やモチベーションはない。そんな人でも、ウォーキングであれば実践できそうな気がしてきませんか？実は朝のウォーキングは自律神経を整える良いきっかけに繋がります。

現代人に多い長時間のデスクワークは筋肉の硬直を生み、腰だけでなく体全体の血流が悪くなります。**朝のウォーキングは、適度に体の動きを促進し、仕事の疲労感を予防する効果があります。それだけでなく、軽く汗ばむことで、ストレス解消効果も期待できます。**また、血流が良くなるので、腰痛にも効果的です。ひとつ手前の駅で降りてみたり、目標を決めて、深い呼吸をしながら汗が出るか出ないかのスピードで歩くのがオススメ。段々と、体の疲労感だけでなく、心の抱えていたモヤモヤも解消されていきますよ。ちょっと体を動かすだけなのに、体や心がメンテナンスできる。しかもタダというのだから、やって損はありません。もちろん夜のウォーキングもオススメです。

ただし、筋トレなどの激しい運動は逆効果。特に夜は、交感神経が刺激されすぎて安眠できなくなってしまいます。ハードな無酸素運動は筋力アップには良いですが、自律神経を整えることには適していません。深い呼吸でリラックスするのが大切なので、夜はストレッチの時間をしっかりとって。運動を始めるときはいきなりではなく、体を慣らすことをオススメします。

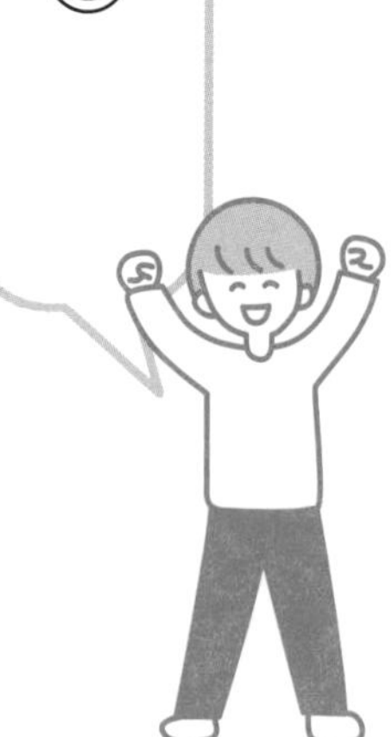

朝のウォーキングはメリットが多い

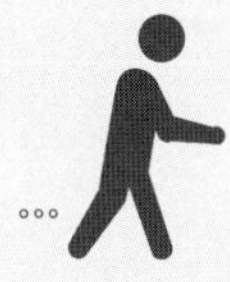

実は色々ある

朝 10 分のウォーキングで得られる効果

セロトニン分泌……… 朝陽を浴びて、幸せホルモンの増加

交感神経を整える…… 日中の眠気や集中力の欠如を防ぐ

腸内改善……………… 便秘や下痢が減少し、しっかりしたうんちが出る

体脂肪燃焼…………… 10分だけのジョギングでも脂肪燃焼が期待できます

ストレス緩和………… 走っている最中に思考整理やストレス解消も

免疫力アップ………… 有酸素運動は体内の免疫力を活性してくれます

体調が悪い…。そんな日こそ軽い運動を

腰痛もあるし、なんとなく気分が下がって体調が良くないと、外に出ずに自宅にいたくなるもの。しかし、そういった漠然とした不調があるときこそ、外に出て軽いウォーキングをすることで自律神経が整い、不調が軽くなります。まずは一歩、外に出て歩いてみましょう。

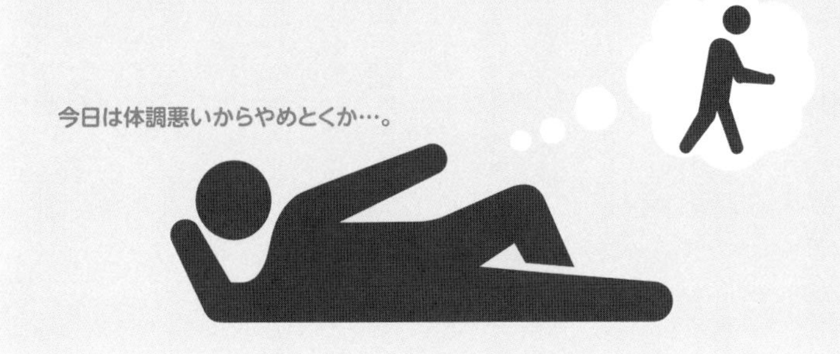

呼吸で簡単にストレスを取り除く

焦りや緊張による失敗を防ぐ効果も

人間は、1日約2万回も呼吸しているといわれています。その呼吸も全て同じというわけではなく、緊張状態になると交感神経が高まり、**呼吸が浅くなります。逆に、リラックス状態になると呼吸は深くなり、副交感神経が高まっていきます。**緊張したらとにかく深呼吸をしろと言われるのは、血管が広がり心身がリラックス状態になるから。これは普段から言えることで、ストレスを感じやすいときには大きく呼吸する癖をつけておくと、自律神経の乱れを防ぐことができます。

そして、呼吸において心がけたいのは吸うと吐くのリズムを変えること。吸うときに比べて吐くときの時間を倍にすると心を落ち着かせる効果があります。具体的には【吸うとき3～4秒をかける。吐くときは2倍の6～8秒をかける】をイメージして呼吸してみてください。**1日1回3分間、この「1：2の呼吸法」を行うだけで、焦りやプレッシャー、イライラなどを取り除け、自律神経の乱れを解消できます。**

また呼吸をするときは、姿勢も大事。猫背やストレートネックだと深呼吸をしても実際は肺が膨らんでおらず、呼吸が浅くなりがちです。大げさなくらい手を広げたラジオ体操の深呼吸をイメージしてみてください。頭を上向きにし、肋骨（ろっこつ）が開くことで、肺がしっかりと開きます。1：2の呼吸法と併用してみてください。

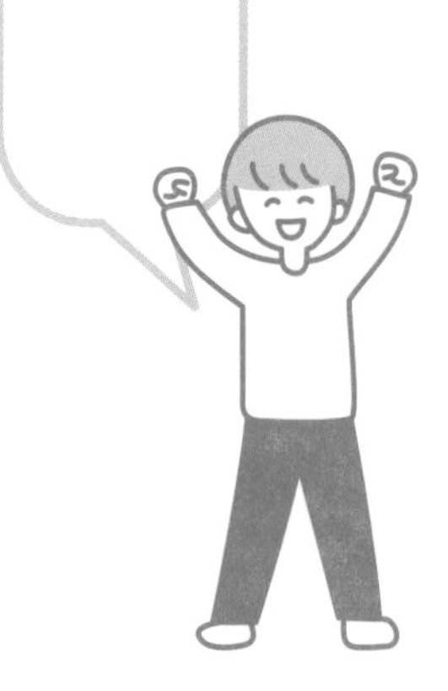

「1:2の呼吸法」でストレスを取り除く

❶ 3〜4秒かけて鼻から息を吸う

お腹に手を置いて背筋をピンと伸ばし、3〜4秒かけて呼吸をします。リラックスを心がけながら、おへその下あたりの丹田と呼ばれる部分に手を置いて肺がいっぱいになるように吸ってください。

❷ ゆっくりと6〜8秒かけて口から吐く（吸う時間の2倍）

丹田に手を置いたままゆっくりと口から息を吐き出しましょう。吸って吐いての呼吸を合計3分ほど行ってください。

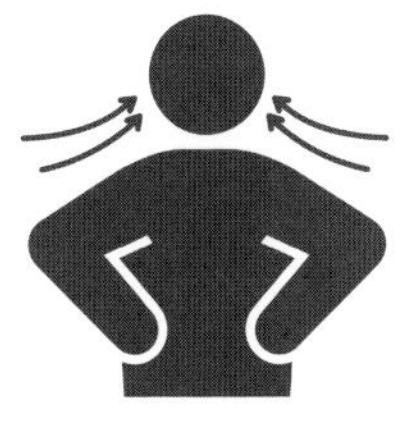

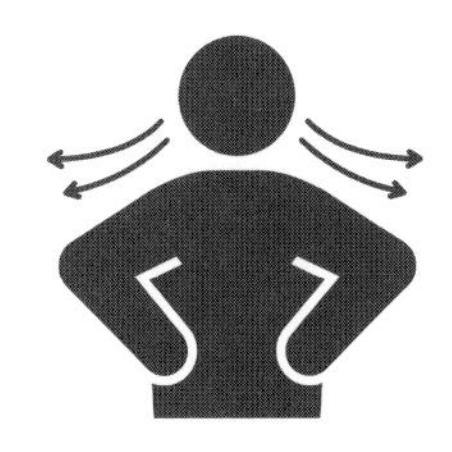

得られる効果

- 緊張の緩和
- 血管が広がって血圧が下がる
- イライラが落ち着く

過呼吸やパニックが落ち着く『タッピング法』

緊張状態を解くコツを覚えておこう

緊張状態がピークになると、自分で深く呼吸をしようと心がけてもうまくできないこともあります。しかも、パニック状態になると交感神経が一気に高まり、浅い呼吸を連続で繰り返し過呼吸になってしまうことも。

そういった緊急事態に備えて覚えておきたいのが『タッピング法』。やり方は至って簡単で、**人差し指から薬指までの3本をまとめて、落ち着くまでゆっくり一定のリズムで顔のいろんな場所をタッピングしていくだけ（左ページ参照）**。人混みや狭い場所で急な不安感に襲われてパニックになりそうになったり、緊張で冷や汗をかいてしまうような場面でも、即効で心を落ち着かせることができます。特に差し迫った状況でなくても、寝る前や仕事の後などのストレスケアとしても効果的なので、リラックスしたいときには行ってみると良いでしょう。子どものころ、お母さんにお腹などをポンポンとされて落ち着いて眠った経験がある人も多いと思いますが、あれはとても理にかなっていて、一定のリズムを体に与えることで副交感神経が優位になり、緊張状態からリラックスした状態へ移行することができます。音楽なども同ようで、ベースのリズムがゆっくり一定している曲を聴くことで自律神経を整える効果が期待できます。落ち着きたい場合には体にリズムを与えることを意識してみてください。

顔のタッピングで緊張状態を緩和

ストレッチやマッサージにくらべて知名度が低いタッピング法。実は過度なストレスがかかるプロスポーツ選手なども取り入れているリラックス法なんです。多くの神経が通う顔を一定のリズムでタップすることで全身の緊張状態が緩和されます。

3本の指をまとめる

呼吸を整え、3本の指(人差し指・中指・薬指)をまとめてください。
手は真っ直ぐではなく、力を抜いた形で行います。

番号順にリズミカルに叩く

①側頭部やおでこ
②眉間
③眉の下
④目の下
⑤鼻の下
⑥あごの下

ゆっくりかつリズミカルに両手で叩いていきます。

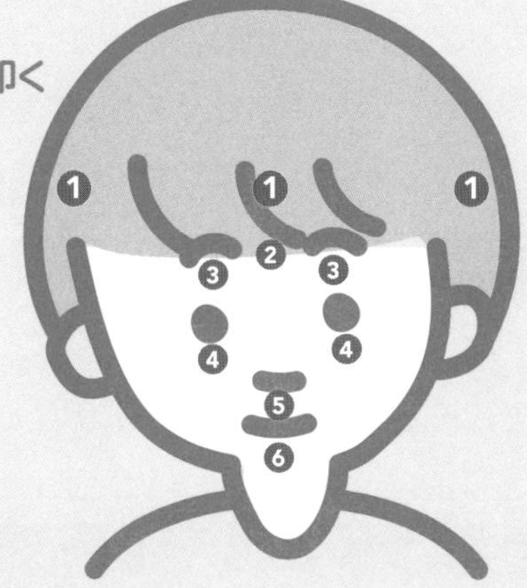

叩き過ぎや力み過ぎは注意

リラックス法なので、勢いよく叩き過ぎるのは良くありません。あまり強く叩かずに、ふんわりと行うイメージです。

得られる効果

- 副交感神経の活性化
- 過呼吸を防ぐ
- メンタルの安定

column

自律神経からくる不調に似た症状の病気

自律神経の乱れと同じく体調不良や、関節など体の痛みに繋がる病気は色々あります。過剰な心配は望ましくないですが、あくまでこういった可能性もあるという点だけご紹介します。

夜寝られない　朝起きられない

睡眠相後退症候群…いつも布団に入ってから、ずっと眠れない状態。
覚醒障害…朝どうしても起きられない。頭は覚醒しているのに体が動かない。
【対策】
生活習慣の改善を図り、難しい場合は投薬療法やカウンセリング治療を行います

頭がクラクラする　ふらつく

貧血…疲れや動悸、めまい、息切れなどが発生する。
【対策】
鉄分などをとっても改善しない場合、専門の診療外来の受診を推奨します

ネガティブな思考が続く　精神的なストレスがある

強迫性障害…良くない考えが浮かび、考えたくなくても考えてしまう。
心気症…ささいな不安から、重病を疑ってしまう。
【対策】
長く続いている場合は、精神科やカウンセリングの受診を推奨します

肩や首のこりや、関節の節々が痛い

膠原病(こうげんびょう)…自己免疫機能により関節痛や体調不良が発生します。
インフルエンザ…ウイルスによる発熱を伴う関節痛が発生します。
【対策】
内科を受診し、治療を行ってください

ONEPOINT　アドバイス

他にも似たような症状が現れる病気は多く存在します。体調不良が2週間以上続くような場合は、まずは病院で検査をすることをオススメします。

第4章

心因性腰痛以外の腰痛の知識

心因性腰痛以外の腰痛の原因

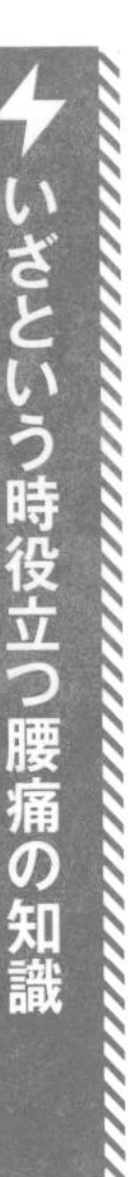

心因性腰痛以外にも多くの腰痛の原因が存在します。中でも代表的な4種類をご紹介します。

まずは**椎間板ヘルニア**。背骨の椎骨と椎骨の間でクッションをしている椎間板が変性し、組織の一部が飛び出す病気です。マッサージやコルセットなどによる治療や、レーザーや内視鏡などによる手術治療が存在します。

次は、**脊柱管狭窄症**。変形した椎間板、背骨や椎間関節から突出した骨などが神経を圧迫。腰や足に痛みやしびれを感じます。リハビリテーションによる治療や、内視鏡手術による治療が一般的です。

内臓疾患は、大酒飲みの方が気にする腰痛です。中でも、慢性すい炎は腰痛と密接な関係があります。すい臓から分泌される消化液には、食べ物を分解する消化酵素が含まれていますが、過度な飲酒をし続けると活性化し、自分のすい臓までも消化してしまいます。治療は、飲酒や喫煙をやめることや、すい石の除去などがあげられます。その他、尿管結石などでも腰痛が発生します。

最後は、**ガンの脊椎転移**です。悪性腫瘍が脊椎に転移したもので、外科手術や投薬治療によって改善することもあります。これらの腰痛は全体の15％以下と、心因性腰痛など原因不明のものと比較すると多くはありませんが、少しでも心配がある場合には、病院で検査をしましょう。

心因性腰痛以外の腰痛

腰痛の8割強は原因不明です。残りの2割弱は比較的、検査や原因が特定可能な腰痛になります。もしものために、そういった腰痛の知識もつけておくと安心感が高まりますよ。

1 椎間板ヘルニア

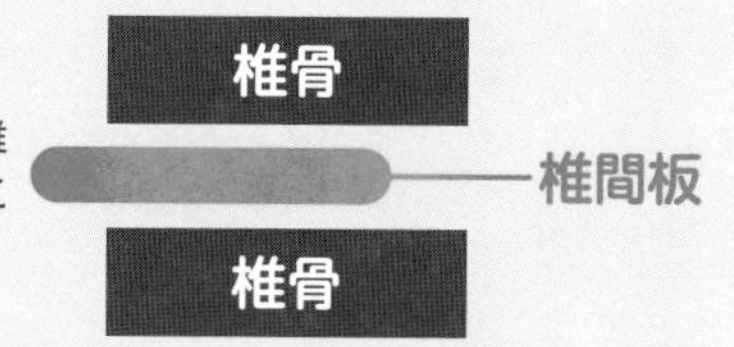

腰の椎骨と椎骨の間でクッションの役割を果たす椎間板が変性し、飛び出す（ラテン語でヘルニア）ことで神経を圧迫し、痛みが発生します。

対策:コルセットやマッサージ、レーザー手術など

---

2 脊柱管狭窄症

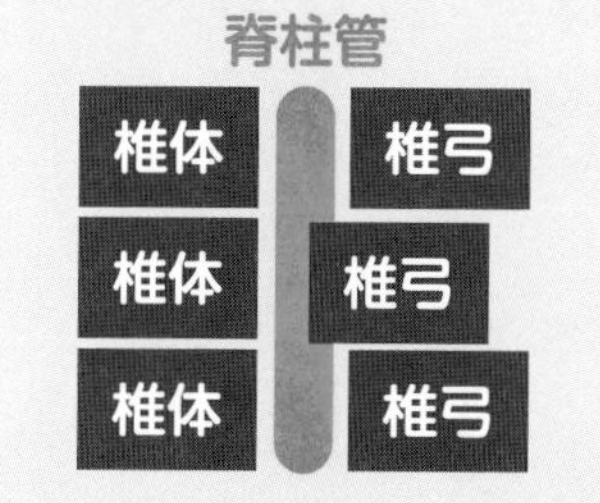

椎間板や背骨が脊柱管内の神経を圧縮し、痛みやしびれを発生させます。加齢や体質などが原因としてあげられます。

対策:リハビリテーションや内視鏡手術など

---

3 内臓疾患（すい炎の場合）

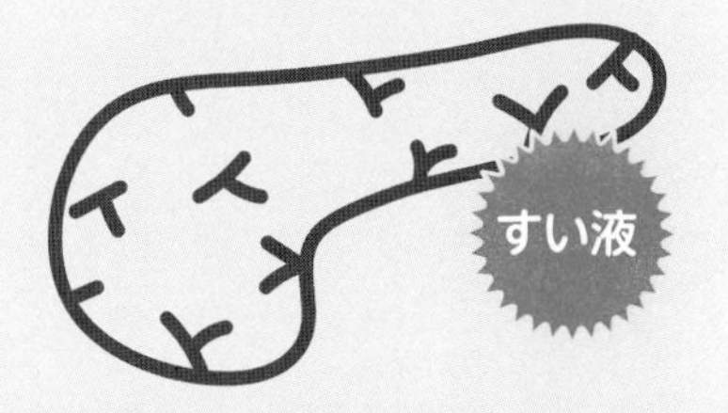

すい臓から分泌される消化液が自己を消化し、炎症を起こすことによって発生する腰痛。

対策:すい石の除去や禁酒

---

4 ガンの脊椎転移

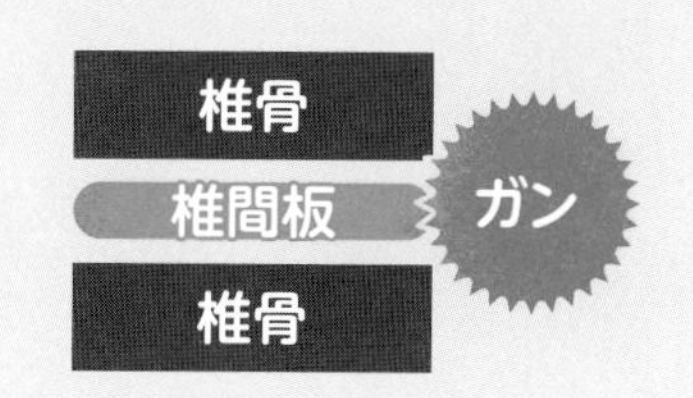

悪性腫瘍が脊椎に転移したもの。かなりの痛みを伴う。

対策:外科手術や抗ガン剤治療

痛みが長引く場合は病院での検査も重要

早期発見に勝る特効薬なし

病院に行くというと、ちょっと怖かったり面倒だったりというのが少なからずあると思います。しかも、病気かもしれないというドキドキした気持ちや、自分なら大丈夫という根拠のない自信から、足が遠のくのもわかります。しかし、逆を言えば**病院に行くことで、その腰痛が重大な病気からくるものなのか、はたまた心因性腰痛を含む原因不明な腰痛なのかがわかるのです**。しかも、内臓疾患やガンによる腰痛だった場合、早期発見することで治療もしやすくなります。

ガンなどの場合はほとんど自己治癒が期待できないため、早期発見したほうが完治する可能性が高まり、生存率が高まります。

病院での検査についても、半日～1日程度ですみますし、金額としてもそれほど高くありません。しかも、重大な疾患でないとわかれば、それだけストレス解消に繋がり、自律神経の正常化も期待できます。

重病患者に対するアンケートを取ると、多くの人が『早くに受診するべきだった』と嘆く結果が出ています。

特に受診してもらいたいのは、痛みが断続的に長引いている方。通常、外傷や炎症などは軽快していくものですが、終日痛みが取れない場合や、痛みが強くなったり、激痛の場合は、まずは病院で検診することをオススメします。

あなたの痛みのパターンはどちら?

同じ腰の痛みでも、人それぞれのレベルで状況が異なります。腰痛では自宅治療できるものもあれば、緊急のものもあります。自分の痛みがどれに当てはまるか確認し、緊急の場合はすぐに病院へ行きましょう。

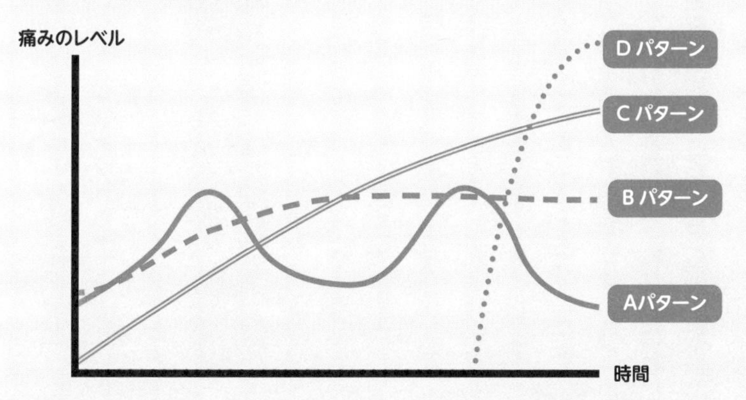

Aパターン

痛みのアップダウンがある

↓

自律神経が原因の可能性があり、セルフケアも可能な痛み。

Bパターン

常時痛みがある

↓

慢性的な痛みが強くなるようであれば治療が必要。本書を読んでセルフケアで改善する場合もあり。

Cパターン

痛みが強くなっていく

↓

化膿していたり症状が悪化している可能性あり。すぐに病院へ。

Dパターン

立ち上がれないほどの激痛

↓

急性疾患の可能性。すぐに病院へ。

立てないほどの激痛を感じたらすぐに病院へ

急性すい炎や尿管結石の可能性

腰痛にはさまざまな痛みがありますが、急ぎ対処が必要なものもたくさんあります。

「今は病院がやっていないから明日にしよう」と救急車を呼ばずに安静にする方もいるかもしれませんが、原因や痛みを感じるレベルも人それぞれのため、急ぎ治療が必要な場合もあります。まずはその腰痛がどういった痛みなのかを自分自身で判断し、適切な判断をすることが重要です。

まず、**急な激痛を感じたり立ち上がれないほどの痛みの場合は心因性腰痛の可能性はないと思って行動しましょう**。重いものを持ったりしたなど、発症の原因がハッキリしていればぎっくり腰の可能性が高いですが、逆に原因がハッキリしないのに突然激痛が現れる場合は要注意。「尿管結石」や「急性すい炎」の可能性もありますので、無理に我慢せずにまずは＃7119などに電話をして救急車が必要か相談しましょう。

また、**安静にしていても徐々に痛みが強くなっていくといったケースにも注意が必要**。同じように内臓疾患の可能性もあります。

軽い痛みが発生したり慢性的に続いているといった状態なら緊急性は少ないと言えます。

急な激痛の原因にもなる「尿管結石」や「急性すい炎」は、お酒を飲み過ぎないようにしたり、生活習慣の改善が必要になるため、日頃から注意しましょう。

痛みのレベルで通院実施を判断しよう

痛みのレベルは人それぞれですが、痛みがどんどん強くなったり、急激な痛みの場合には心因性腰痛の疑いを捨て、すぐに病院へ。

要注意
立ち上がれないほどの急激な痛み

要注意
安静にしていても痛みがどんどん強くなる

軽い痛みが続いている

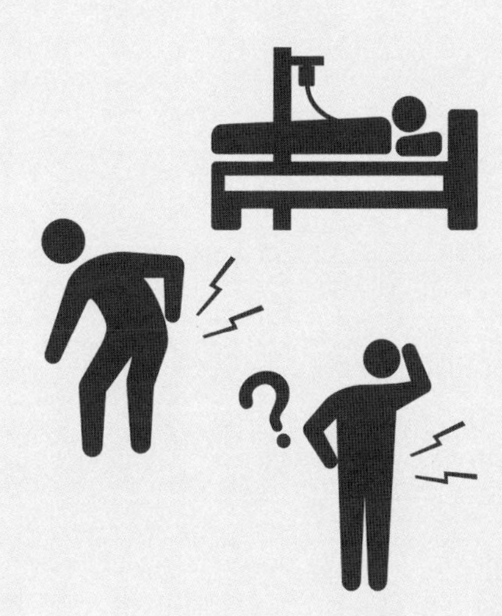

痛みへの正しいアプローチ方法

激痛がある場合

楽な体勢を取って安静にして救急病院への連絡を検討する。
➡ **#7119** に連絡すると、救急連絡をすべきかどうかの相談に乗ってくれます。

急性膵炎の疑いがある場合

すぐに禁酒。なるべく水を飲み、血中のアルコール濃度を落とす。

尿管結石の疑いがある場合

お酒やタバコ、コーヒーを控え、水を飲む量を増やす。

椎間板ヘルニアと脊柱管狭窄症

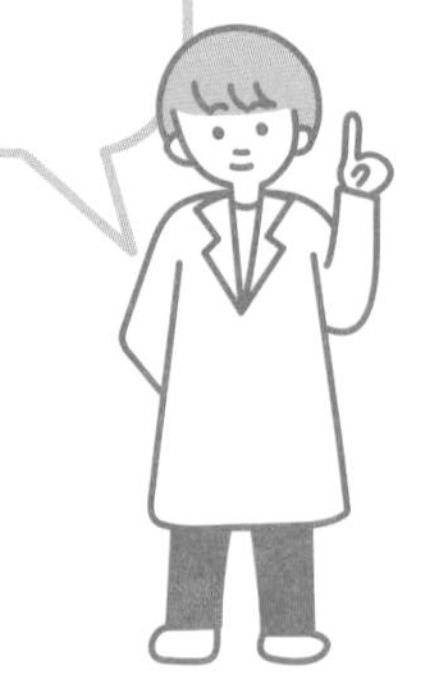

病院でわかるタイプの腰痛

加齢や事故により発症する椎間板ヘルニアと脊柱管狭窄症。どちらもツライ腰痛の原因となる病気です。

まず、椎間板ヘルニアですが、背骨の構造について解説します。骨は硬いセメントのようなもので、柔軟に動くためにはゴムのような緩衝材が必要になります。このゴムが椎間板と呼ばれる軟骨です。しかし、その一部が加齢やケガなどにより変性し組織の一部が飛び出してしまいます。腰骨近くには神経が走っており、それが圧迫されることで痛みになります。これらは漢方や整体などの民間療法での治療は難しく、医者の診療による手術やコルセットなどの治療が必要です。**一部では、整体で完治できるという宣伝もありますが、実態は変化がなかったり悪化する場合があります。**

ちなみに、腰痛に繋がる神経圧迫は、腰椎変性すべり症や骨粗鬆症、腰周辺の骨折などもあげられます。脊柱管狭窄症も同じく変性した椎間板や背骨が加齢により神経を圧迫。腰痛や脚部のしびれ、痛みなどが発症します。これらは共にレントゲン写真やＭＲＩや脊髄造影を行うことで症状が確認できます。どちらも飛び出しきって常時痛みがあるときよりも、ちょっと痛いと感じて早めに治療した方が治りが早いです。基本的には整形外科や総合病院での早めの受診をオススメします。

独自の治療はなぜ危険？

椎間板ヘルニアや脊柱管狭窄症は、自律神経の乱れによる心因性腰痛と異なり、病院で治せる病気です。ある程度症例があり完治や痛みの緩和が可能です。むやみに民間療法などに頼ると結果的に長期治療をすることに繋がってしまいます。

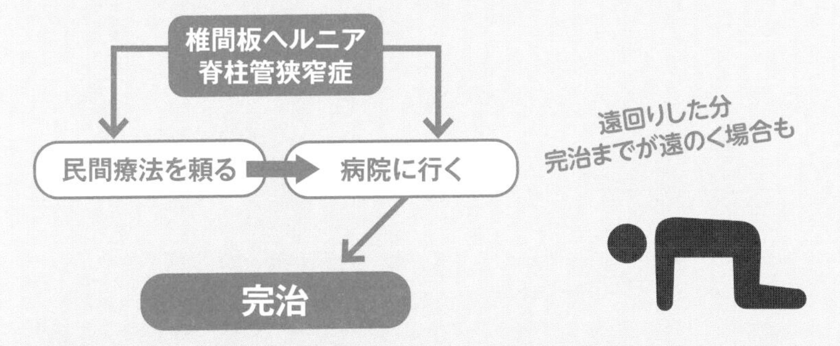

脊椎管狭窄症手術の一例（MEL）

画像などで診断が可能な場合は手術による腰痛治療もできます。脊椎管狭窄症の場合は下記のように圧迫する椎弓を切除するMEL（内視鏡下腰椎椎弓切除術）という手術もあります。

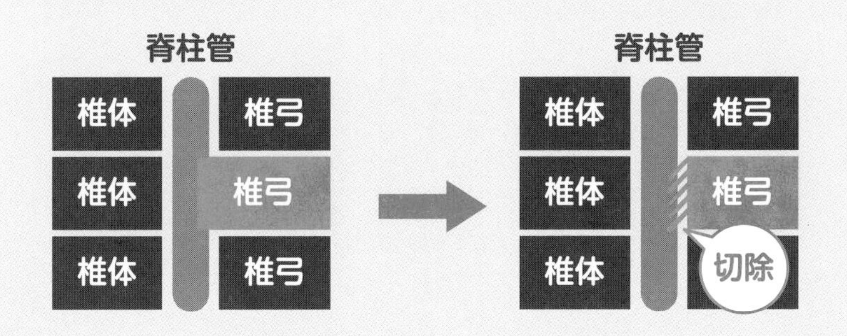

脊柱管を圧迫する椎弓の一部を切除します。

前屈障害型腰痛と後屈障害型腰痛

特定の体勢で痛みが出る

腰の痛みといっても出るタイミングは人それぞれ。でも大きな痛みの分類として**『前に屈むと痛い（前屈障害型腰痛）』と『後ろに反らすと痛い（後屈障害型腰痛）』という分け方があります。**

まず前に屈むと痛い場合ですが、椎間板の障害や脊椎の変性。また、働き盛りのデスクワークなどによる背筋の疲労などが原因として考えられます。落としたペンを拾ったり、台所で屈みながら調理をすると痛みが発生します。背筋が弱かったり、普段から猫背やストレートネックで生活している場合に発症することも。

痛みが出たらなるべく屈まないこと、完治したら軽い背筋トレーニングなどで予防することが大事です。

後ろに反らすと痛い場合も、椎間板の障害や脊椎の変性が原因となります。特に加齢による歪みが腰痛に繋がります。対策は、手術やコルセットなど治療法は色々ありますので、お医者さんと相談して決めると良いでしょう。

両者に言えることですが、痛みがなくなったタイミングで正しいトレーニングを行うこと。次に、普段の生活で正しくない座り方や寝方をしていないか見直すこと。そして体を動かすことを恐れず、適度な運動を心がけましょう。

そうするだけで、筋肉や骨がサポーターとなり、再発を抑えていくことができますよ。

『前屈障害型腰痛』とは?

前に屈むと痛い場合。ちょっとした屈む動作や物を取るときに痛いと感じるのは『前屈障害型腰痛』と呼ばれています。

原因

- デスクワークの姿勢
- 背筋の疲労
- 急に背中に力を入れる作業

対策

- 痛みがなくなるまで前屈しない
- ゆっくり動作を心がける
- 完治後は適度な運動
（うつ伏せ寝の状態からストレッチなど）

『後屈障害型腰痛』とは?

背中を後ろに反らした際に痛みがあるのは『後屈障害型腰痛』と呼ばれています。

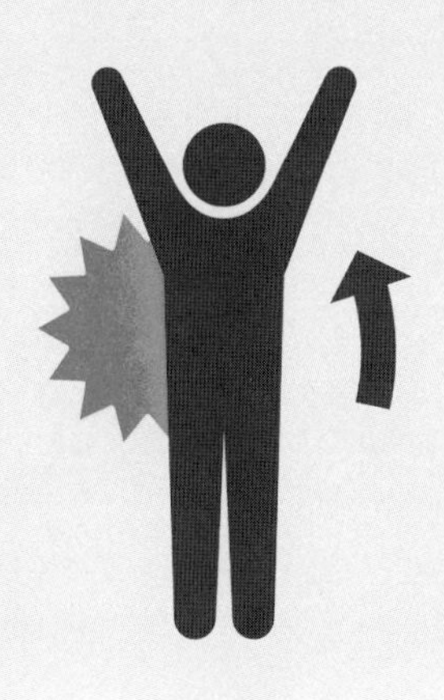

原因

- 脊椎の変性
- 加齢

対策

- 後屈せず安静に
- コルセットや手術などで治療をする
- 背筋を鍛える適度な筋トレ

ガンで腰痛になる理由

治療しながら生きられる病気へ

ガンというと不治の病という印象が強いです。事実、日本の死因ランキングにおいては、ガンを示す『悪性新生物』が1位をとり続けています。

しかし、医療の進化も日進月歩で進んでおり、ガンの発生部位や早期発見により完治することも再発を抑えることも可能になってきています。そんなガンでも腰痛になりますが、その理由は骨や脊髄などに転移するから。また、**腰痛に関係がある ガンは、すい臓の『すいガン』**。沈黙の臓器ともいわれるすい臓での発症は、それ単体では自覚症状がない場合が多く、腰痛発展した場合の状況はあまり好ましいとは言えません。骨に転移していた場合、神経に激痛が走り会話や食事が厳しくなることもあります。

本書を読んですいガンを心配する方もいるかもしれませんが、病院での検査しか発見する方法はありません。自律神経の乱れによる腰痛と明確に異なるのはすいガンで断続的な非常に強い痛みが繰り返されます。もし、自分がそういった痛みに襲われていたり周りにそういった悩みを抱えている人がいたら民間療法や体操に頼らずに、病院での原因特定を目指してください。

逆に**ガンや椎間板ヘルニアでないとわかった際には、もう一度最初のページに戻り、原因不明の腰痛の治し方を学びましょう。それが腰痛レスを望むあなたへの最適解です。**

日本の死因におけるランキング

現在圧倒的上位にいるのが、ガン（悪性新生物）です。1980年代より右肩上がりで上昇し続けている。しかし、これは日本人の平均寿命が増えたことや、研究が進んだことにより、より発見が増えたことも理由としてあげられるでしょう。

1位　ガン（悪性新生物）

2位　心疾患　　3位　老衰

※2020年時点

ガンも心因性腰痛も早期対応が大事

身体に対する不調は、早期発見、早期治療が基本中の基本です。無理をして我慢し続けることは、病気の進行に繋がります。問題になるのが心因性腰痛。抱えるべきでないストレスを溜めてしまうこと自体が、腰痛の痛みを強めてしまいます。

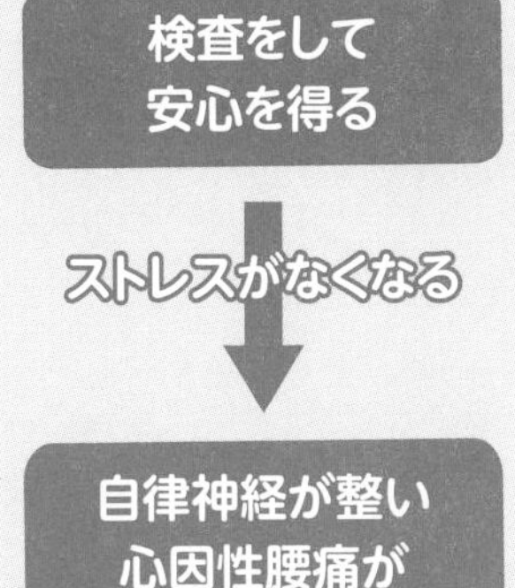

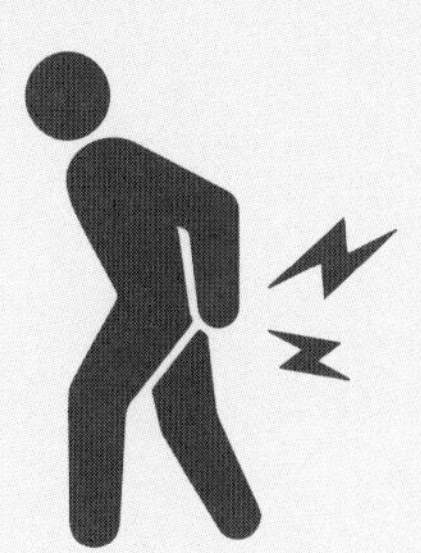

おわりに

いかがでしたでしょうか？

今回はストレスや自律神経の乱れで起こる『心因性腰痛』のお話をさせていただきました。

なかなか治らない原因不明の腰痛にも、実はしっかりと理由があることをおわかりいただけたのではないでしょうか？

なんだかわからないまま長引く腰痛を抱えていることほど、ストレスになることはありません。ストレスが腰痛を生み出し、腰痛が治らないという新たなストレスを生んでいるのです。

しかし、心因性腰痛の可能性がある、という知識を得たことで、治せる可能性があることもご理解いただけたと思います。

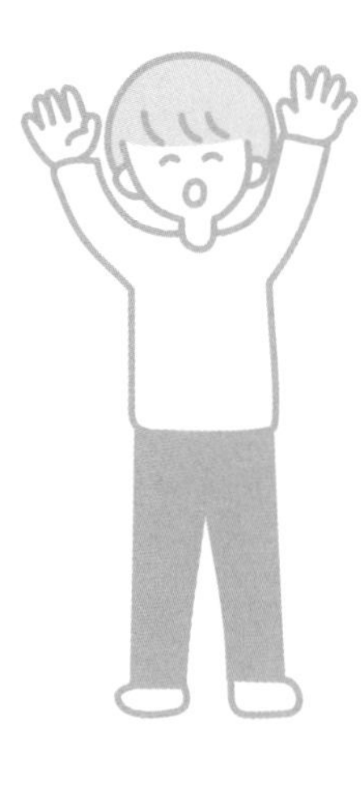

コロナの影響も未だにあり、行動が制限されることも多くあります。運動不足も相まって、そんなストレスを抱え込みやすい状況が続いているので自律神経が乱れる方も多く、腰痛が増えるのも頷けます。

しかし、そんな状況だからこそ、毎日を快適に過ごせるよう、ぜひご自宅で自律神経を整える方法を実践してみてください。

まずはしっかりと深い呼吸でリラックスすることから始めてみましょう。自律神経を整える習慣がついて、心も落ち着いてくれれば、なかなか治らない腰痛も自然と遠のいていくはずです。

本書がみなさまの一助になれば幸いです。

順天堂大学医学部教授
小林 弘幸

【著者紹介】
順天堂大学医学部教授　**小林弘幸**（こばやし ひろゆき）

順天堂大学医学部教授。日本スポーツ協会公認スポーツドクター。スポーツ庁参与。順天堂大学医学部卒業、同大学院医学研究科を修了。ロンドン大学付属英国王立小児病院外科、アイルランド国立小児病院外科での勤務を経て、現職。自律神経研究の第一人者として、トップアスリートや文化人のコンディショニング、パフォーマンス向上指導に携わる。『医者が考案した「長生きみそ汁」』（アスコム）、『死ぬまで歩くにはスクワットだけすればいい』（幻冬舎）など、著書も多数。

【STAFF】
編集　佐藤大介　東雲八雲（ワードストライク）
編集協力　宇佐美フィオナ
装丁・デザイン　鈴木智子　I'll products（長澤真也・羽田創哉）
校正　玄冬書林

原因不明の腰痛は自律神経が9割

2021年9月20日　第1刷発行

著　者　小林 弘幸
発行者　吉田 芳史
印刷・製本所　株式会社 光邦
発行所　株式会社 日本文芸社
〒135-0001
東京都江東区毛利2-10-18 OCMビル
TEL.　03-5638-1660［代表］
内容に関するお問い合わせは、小社ウェブサイトお問い合わせフォームまでお願いいたします。
URL　https://www.nihonbungeisha.co.jp/

Printed in Japan 112210830-112210830Ⓝ01　(240088)
ISBN978-4-537-21924-1

編集担当：上原